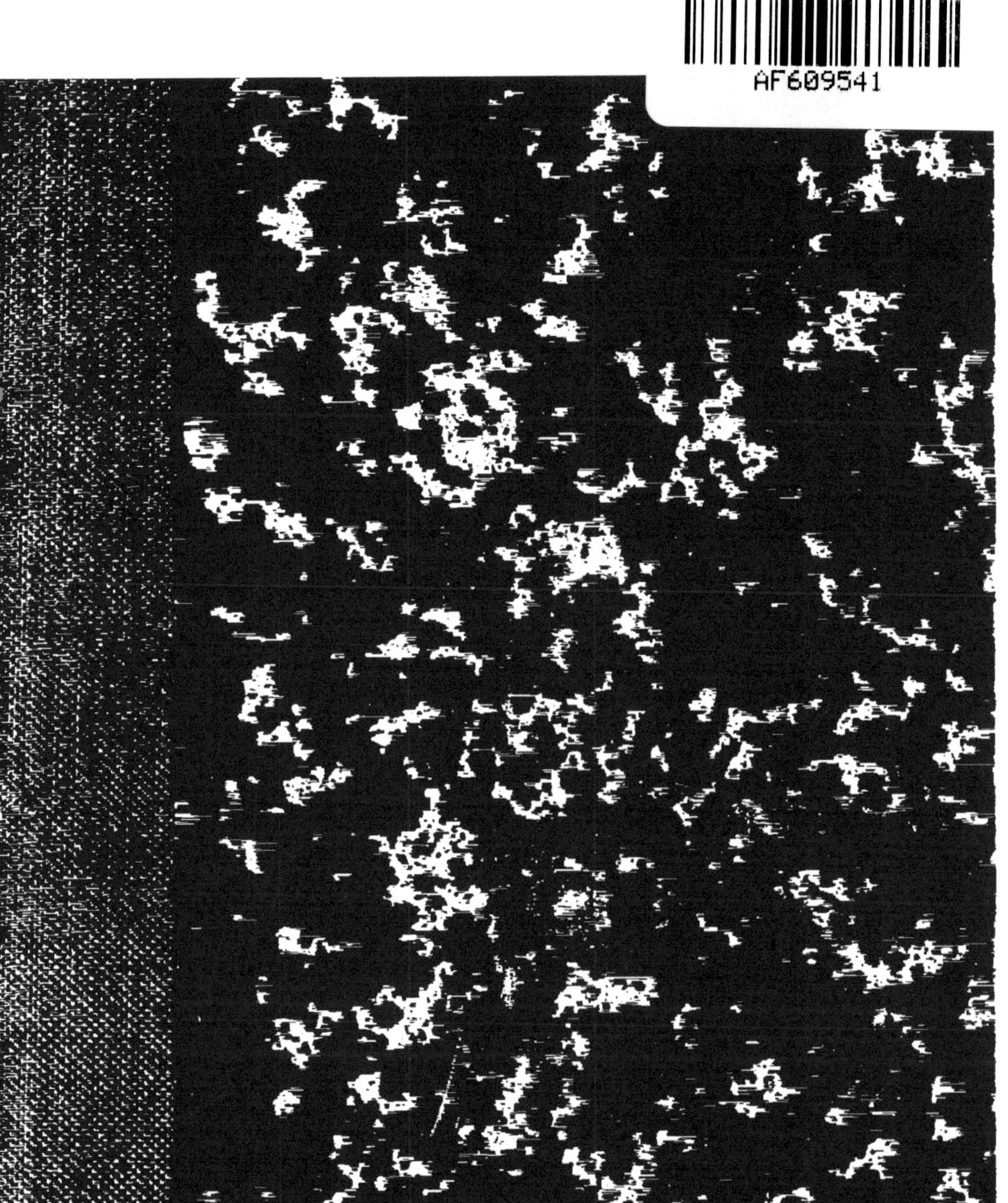

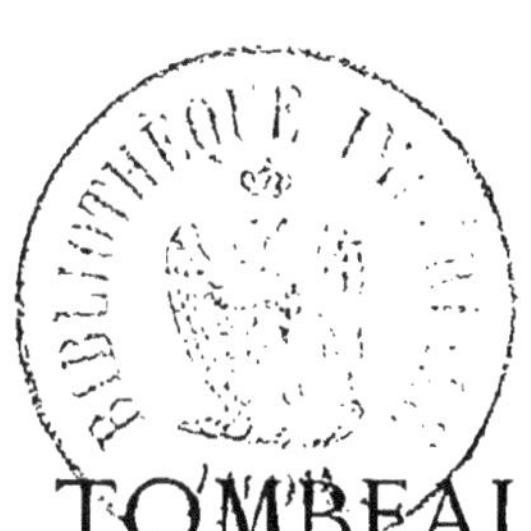

LE

TOMBEAU DE WATTEAU

A NOGENT-SUR-MARNE

TIRAGE

300 exemplaires sur papier vélin
Prix : 1 fr. 25 c.

200 exemplaires sur papier vergé fort
titre rouge, — gravure avant la lettre
Prix : 2 francs.

50 exemplaires sur grand papier de Hollande
titre rouge — gravure sur chine
Non vendus.

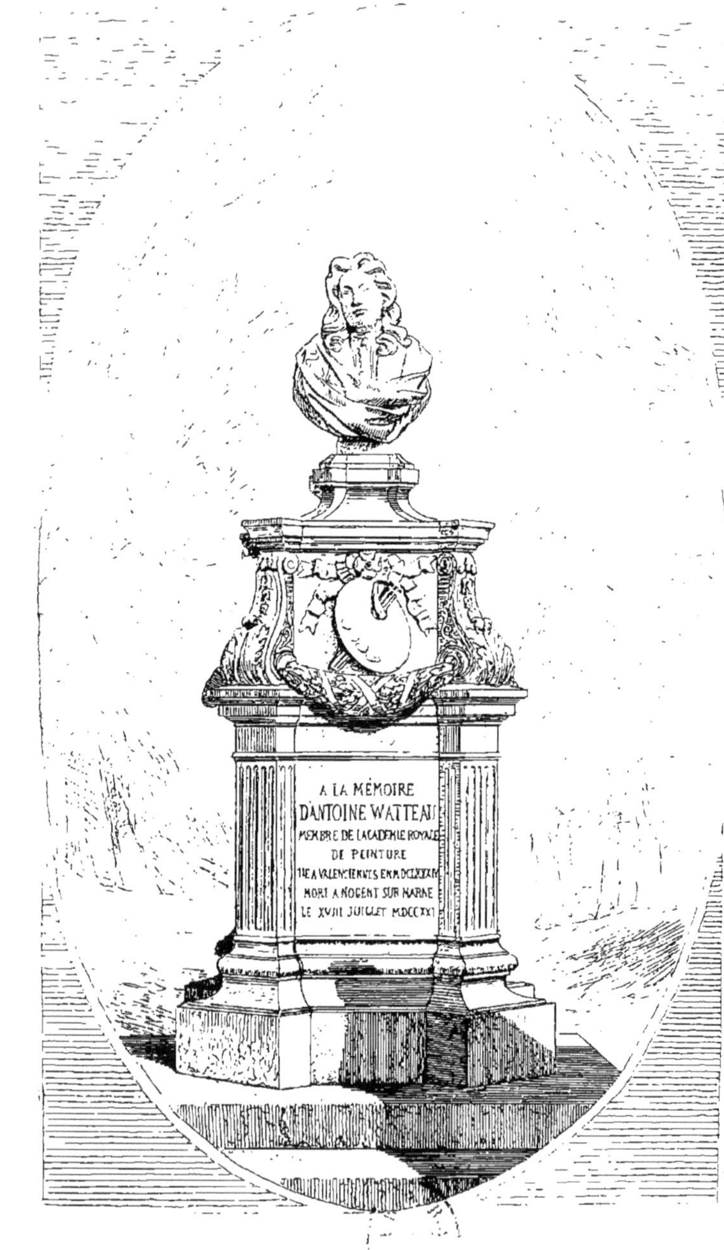
A LA MÉMOIRE
D'ANTOINE WATTEAU
MEMBRE DE L'ACADÉMIE ROYALE
DE PEINTURE
MORT A NOGENT SUR MARNE
LE XVIII JUILLET MDCCXXI

LE TOMBEAU

DE

WATTEAU

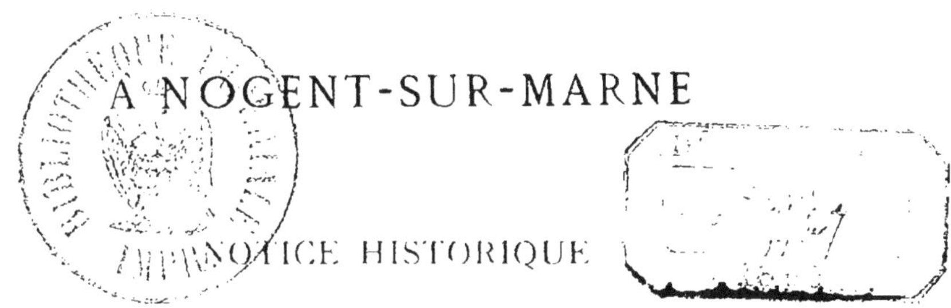

A NOGENT-SUR-MARNE

NOTICE HISTORIQUE

SUR LA VIE ET LA MORT D'ANTOINE WATTEAU
SUR L'ÉRECTION ET L'INAUGURATION DU MONUMENT
ÉLEVÉ PAR SOUSCRIPTION EN 1865

PUBLIÉE PAR LES SOINS DU CONSEIL MUNICIPAL

NOGENT-SUR-MARNE
ÉVECQUE, LIBRAIRE-ÉDITEUR, GRANDE-RUE, 104
ET SE TROUVE A PARIS
A LA LIBRAIRIE JULES RENOUARD, 6, RUE DE TOURNON

OCTOBRE MDCCCLXV

A SON ALTESSE IMPÉRIALE

MADAME LA PRINCESSE MATHILDE

MADAME,

Vous aimez les arts, vous les cultivez en grande artiste et vous les protégez en Princesse.

Nous avons osé compter sur votre bienveillant concours; il ne nous a point fait défaut.

Nous vous en remercions publiquement, au nom de celui dont nous venons de relever la tombe, et au nom de la Commune, dont les généreux efforts seraient demeurés infructueux sans votre gracieux patronage.

Daignez agréer,

MADAME,

L'expression de notre vive reconnaissance,
Et de notre profond respect.

LES MEMBRES DE LA COMMISSION DU MONUMENT DE WATTEAU :

Mis DE PERREUSE, *président,*
L. AUVRAY, — DUVELLEROY, — FATIN, — MAREILLE,
A. PONTIER, — ED. VITRY, — EMM. VITRY,
JULES COUSIN, *secrétaire-rapporteur.*

Le 18 juillet 1721, Antoine Watteau, l'un des peintres les plus originaux, l'une des gloires artistiques les plus incontestables de notre pays, mourait à Nogent-sur-Marne, à l'âge de trente-sept ans, emporté par une maladie de langueur, dans tout l'éclat et toute la maturité de son talent.

Parmi les maîtres dont s'enorgueillit à juste titre l'école française, il n'en est certainement aucun qui réunisse à un degré aussi éminent ces deux qualités essentiellement nationales : l'élégance et la grâce. Le charme de ses compositions, un dessin plein de séductions, un coloris puissant, que les plus vaillants de l'école moderne n'ont point encore surpassé, lui méritèrent, de son vivant, une haute réputation. Les véritables amateurs se disputèrent ses toiles et ses esquisses, tandis que les collections du roi, exclusivement ouvertes aux pompes de la peinture officielle et aux pastiches de l'école italienne, dédaignaient ces chefs-d'œuvre, empreints d'un sentiment si original et si délicat.

Des galeries privées, ces œuvres exquises passèrent la plupart à l'étranger, et les musées de l'Europe, les riches cabinets d'Angleterre, de Russie et d'Allemagne conservent précieusement aujourd'hui de belles séries de Watteau, tandis que le Louvre ne possède qu'une seule toile de ce maître, une splendide ébauche, le *Départ pour Cythère*, morceau de réception offert, selon l'usage, à l'ancienne Académie royale de peinture, et dont notre musée a hérité par droit de conquête révolutionnaire.

A la suite des écarts de Boucher et de ses imitateurs, qui s'approprièrent, en les exagérant, les côtés faibles de Watteau, érigèrent ses défauts en système, et en firent leurs qualités, une réaction aveugle se produisit : les Grecs et les Romains envahirent le domaine de l'art. Sous l'égide de David et de quelques hommes d'un talent réel, mais qui eurent le tort grave de s'entr'admirer exclusivement et de méconnaître même Prudhon, le premier peintre de leur époque, le *poncif* détrôna la fantaisie ; l'ignorance ou le pédantisme gourmé confondirent dans un même anathème Watteau, ce génie, vivant et coloriste comme un Vénitien, spirituel comme un Français de la Régence, et ces agréables décorateurs de boudoirs du dix-huitième siècle, qui cherchaient la grâce dans l'extrême exagération de la *manière* et l'y trouvaient quelquefois, souvent même, mais auxquels manquèrent absolument les qualités qui seules font les grands peintres : la forme, la couleur, la vie (1).

(1) On ne se fait pas idée du mépris dans lequel étaient tombés à cette époque les ouvrages de Watteau. M. Bergeret, qui donna les dessins de l'immense bas-relief de la colonne Vendôme, raconte que, de son temps, le *Départ pour Cythère* n'ayant pas été jugé digne de figurer

Le jour de la réhabilitation est venu. Des études plus sérieuses, une critique mieux approfondie, une connaissance plus étendue des œuvres du maître, que les expositions particulières nous ont successivement révélées, ont éclairé le public artiste, et Watteau a reconquis, pour ne plus la perdre, la place glorieuse qui lui appartient. Valenciennes, sa patrie, inscrit avec orgueil dans ses annales la date de sa naissance; à Nogent, revenait le pieux devoir de graver sur le socle d'un monument funéraire la date de sa mort.

Cette tâche modeste, nous venons de la remplir, et, grâce au concours d'un sculpteur distingué, compatriote de Watteau, notre hommage n'a pas été jugé trop indigne de celui qui en était l'objet. Pour couronner l'œuvre, nous avons voulu publier dans une courte notice la chronique de ce monument. Les érudits, qui ont enfin compris que l'exactitude était la meilleure mise en scène historique, nous sauront gré de leur apporter un document précis, et notre exemple encouragera peut-être quelques tentatives analogues de la part des Communes qui laissent disparaître sous la mousse, ou fouler aux pieds du passant insoucieux, de nobles tombes oubliées. La reconnaissance publique est la plus digne, et souvent même la seule récompense du

au Musée nouvellement créé, était accroché dans une des salles d'étude de l'École, où il servait de cible aux boulettes de pain des dessinateurs et aux boulettes de terre des sculpteurs. Un zélé l'apostropha, un jour, d'un coup de poing, qui le fit sauter de son clou, si bien que le professeur, *par pitié*, le relégua dans un grenier où il resta jusqu'à la Restauration. L'unique Watteau du Louvre, en effet, n'est point inscrit sur les catalogues du Musée Impérial, et apparaît pour la première fois sous le n° 233 dans le Catalogue du Musée Royal en 1816.

génie. C'est en rendant hommage aux gloires du passé, qu'une nation sème et fait éclore les gloires de l'avenir.

Nous ne prétendons pas refaire ici la biographie de Watteau, ni examiner à fond son œuvre, que de brillants écrivains, de savants critiques, MM. Charles Blanc, Arsène Houssaye, Edmond et Jules de Goncourt, entre autres, ont magistralement étudié ; nous voulons seulement esquisser en peu de mots les phases principales de la vie du grand artiste, rappeler surtout les souvenirs qui le rattachent à Nogent, passer rapidement en revue ses chefs-d'œuvre, et raconter enfin quelles épreuves a dû traverser le projet qui vient d'aboutir à une heureuse inauguration.

I

L'HOMME

Antoine Watteau naquit, à Valenciennes, en 1684; son acte de baptême, inscrit sur les registres de la paroisse Saint-Jacques, porte la date du 10 octobre. Fils d'un simple ouvrier, destiné d'abord à l'état de couvreur, que son père exerçait, une vocation irrésistible le poussa dans la carrière des arts, où il débuta modestement, à l'âge de treize ou quatorze ans, chez un décorateur à la toise. Les leçons d'un tel maître avaient sans doute peu d'attrait pour lui, car il s'échappait le plus souvent de l'atelier, pour aller *croquer*, d'après nature, sur les places de Valenciennes ou dans les campagnes environnantes, ces types de bateleurs et de bohémiens immortalisés par Callot.

Son père, que ces escapades irritaient, et qui ne comprenait rien d'ailleurs aux aspirations artistiques de son fils, voulut le contraindre à choisir un métier. L'enfant abandonna alors la maison paternelle, et s'en vint bravement chercher fortune à Paris.

Il ne rencontra pas tout d'abord ce qu'il espérait, car nous le retrouvons bientôt, sur le pont Notre-Dame, dans une de ces fabriques de tableaux à la douzaine, où de glorieux barbouilleurs gagnaient, au jour le jour, à peu près de quoi ne pas mourir de faim. Le jeune apprenti, dont le *patron* avait immédiatement reconnu la singulière facilité, recevait pour sa part trois livres par semaine, plus une soupe chaque matin, *à titre de gratification.*

Il se livra ainsi, pendant quelques années, à la confection spéciale des *Saint Nicolas*, qu'il était arrivé à exécuter, pour ainsi dire, les yeux fermés, quand sa bonne étoile lui fit connaître Gillot, qui avait alors la direction des décors de l'Opéra, et qui l'arracha à cette fabrication stérile, en l'attachant à son atelier.

Claude Gillot n'était pas seulement un habile brosseur de décorations, c'était surtout un peintre-graveur, spirituel et fantaisiste, dont les bacchanales, les arlequinades, les scènes de théâtre étaient alors fort recherchées. Il avait été conduit naturellement, et *par état,* à créer ce genre *galant;* d'autres, après lui, l'exploitèrent avec plus de talent sans doute, mais on ne saurait lui contester le mérite de l'invention. Son influence sur Watteau fut considérable, décisive même, et si elle ne se fit pas sentir tout d'abord, c'est à elle que l'on doit rapporter, en bonne justice, les merveilleux résultats qui se produisirent plus tard.

Leurs relations, cependant, ne furent pas de longue durée : une certaine incompatibilité d'humeur, à laquelle se mêla, paraît-il, quelque jalousie de métier... ou de ménage, les sépara bientôt, et Watteau passa au Luxembourg chez Audran, dont il reçut les leçons et partagea les travaux.

Dans ces deux ateliers, assidûment fréquentés par les marchands et les *curieux,* le jeune élève rencontra quelques-uns de ces riches amateurs, que les Académies s'attachaient alors en qualité d'*honoraires;* gens de grandes manières et d'esprit libéral, dont le goût éclairé savait distinguer les talents naissants, et dont le généreux patronage aplanissait aux débutants les premières difficultés de la carrière. Leurs hôtels, leurs tables, familièrement ouverts à leurs protégés, offraient aux artistes une hospitalité doublement profitable, en ce qu'elle mettait à leur disposition ces magnifiques collections si précieuses pour l'étude, alors qu'il n'existait pas de musées organisés.

Watteau fut apprécié et puissamment encouragé par eux. De tous ses protecteurs, le plus actif, le plus affectueux fut, sans contredit, M. de Jullienne, directeur des manufactures royales des Gobelins, et possesseur de l'un des plus célèbres *cabinets* de Paris. Watteau trouva en lui un ami véritable, dont la délicate sollicitude ne se démentit jamais, et le suivit même au delà du tombeau : acquéreur d'un grand nombre de ses tableaux et légataire d'une partie de ses dessins, il consacra à la mémoire du peintre le monument le plus digne et le plus durable, en faisant graver et publier, après sa mort, un excellent choix de ses études.

A côté de M. de Jullienne, nous remarquons, parmi les plus sincères admirateurs ou amis de Watteau : Gersaint, le marchand de tableaux; l'abbé Haranger, chanoine de Saint-Germain l'Auxerrois; M. Lefèvre, intendant des Menus-Plaisirs, et plus tard trésorier de la reine; le président Crozat, qui avait rassemblé dans son hôtel de la rue de Richelieu la plus riche collection d'œuvres d'art en tout genre, qu'un particulier ait jamais possédée (1); M. Hennin, le comte de Caylus et autres connaisseurs de cette importance, dont les suffrages fondèrent rapidement sa réputation et lui ouvrirent bientôt les portes de l'Académie royale de peinture. Leur crédit, et plus encore la vogue qui accueillit dès lors toutes les productions de son pinceau, auraient largement assuré sa fortune, si son insouciance

(1) Cet hôtel, bâti par Cartaud en 1705, s'élevait sur l'emplacement actuel du passage des Princes. Toute l'Europe artiste en savait le chemin. On ne quittait jamais Paris, sans avoir visité le *Cabinet de Crozat*

naturelle et les accès d'une générosité souvent assez mal placée n'y eussent mis bon ordre.

Toujours mécontent de ses ouvrages, il poussait le désintéressement jusqu'à refuser avec impatience le prix qu'on lui en offrait, quand il le trouvait trop élevé. Un Anglais fut obligé de lui arracher des mains un tableau qu'il voulait absolument effacer, et de se sauver à toutes jambes en laissant 50 guinées sur sa table, Watteau le poursuivant comme un voleur jusque dans la rue.

Un perruquier lui présente, un jour, une perruque à longues boucles, comme on les portait alors. Watteau tombe en admiration « devant ce chef-d'œuvre d'imitation de la nature. Ce n'était pas, dit le comte de Caylus, celui de la nature frisée, car je la vois d'ici dans toute sa longueur et toute sa platitude. » On ne saurait trop payer une telle merveille, et le voilà qui abandonne à l'*artiste capillaire*, en échange de la précieuse perruque, deux pendants qu'il vient de terminer. Ne le trouvant pas assez récompensé, il se disposait à commencer pour lui un troisième tableau, quand ses amis parvinrent, non sans peine, à rassurer sa conscience troublée.

Sans cesse obsédé par ces parasites qui témoignent leur intérêt aux artistes en dévalisant les ateliers, il leur laissait emporter ébauches ou esquisses, et se croyait assez dédommagé, quand il s'était bien moqué d'eux en manière d'acquit. L'un de ces fâcheux poussa l'impudence jusqu'à lui rapporter, un jour, un panneau qu'il avait ainsi dérobé, *pour qu'il y fît des corrections, sur ses indications.* Watteau, sans sourciller, prend de l'huile d'aspic, efface la peinture sous ses yeux, et lui rend la planche « d'une netteté charmante, » en lui riant au nez.

On sait qu'il sollicita de Gersaint, comme une faveur, la *permission* de peindre sa fameuse *enseigne*, gratis, et *pour se dégourdir les doigts*. Ici, du moins, la libéralité était de mise, car elle s'adressait à un galant homme, à un ami dévoué. Ce grand plafond, tout entier exécuté d'après nature, ne lui coûta que huit matinées. L'original est perdu, et la gravure d'Aveline, en raison même de sa perfection, ne peut que nous le faire davantage regretter.

Cependant, ni les honneurs, ni le succès ne parvenaient à distraire l'artiste à la mode, des sombres préoccupations, qu'entretenaient en lui une constitution délicate et un état maladif perpétuel. Chose étrange ! Watteau, le peintre de la vie charmante et des plaisirs faciles, des enchantements sans fin et des fêtes sans lendemain, Watteau, dont le nom sonne gaieté, festins, amour et sérénades, Watteau avait le spleen, ainsi que Dominique Biancolelli, le désopilant Arlequin de la Comédie italienne. Indifférent à la gloire comme à la fortune (1), tourmenté d'un incessant besoin de changement, acceptant et répudiant tour à tour l'hospitalité de tous ses amis, il passait de l'hôtel de Crozat à l'hôtel de Caylus, de la maison de Gersaint aux Gobelins, traînant partout avec lui l'inexorable mélancolie qui le consumait lentement. Enfin, cédant à de funestes conseils, il quitta la France, pour aller respirer l'atmosphère perfide de l'Angleterre. Il en revint mourant, à la fin de 1720.

C'est alors que M. Lefèvre lui prêta sa charmante maison de Nogent, dont les jardins, en amphithéâtre sur la Marne, au milieu du plus riant paysage, offraient à l'artiste des études dignes de son pinceau, et au malade un air pur

(1) Agréé à l'Académie dès 1712, il fit attendre cinq ans le tableau que les règlements exigeaient, et retarda d'autant sa réception. Il fût ainsi resté en suspens jusqu'à sa mort, comme le duc de Nevers, Philippe Mancini, qui oublia de se faire recevoir duc et pair, si ses patrons ne lui eussent arraché, à l'état d'ébauche, son *Départ pour Cythère*, dont l'Académie voulut bien se contenter. Il le refit ensuite et le parfit pour M. de Jullienne.

et vivifiant (1). Il était trop tard; une phthisie pulmonaire avancée ne laissait plus aucun espoir de guérison.

Watteau s'éteignit doucement dans cette délicieuse retraite, où il ne demeura guère plus d'une saison; travaillant jusqu'au dernier moment, s'inspirant des ravissants aspects du parc de Beauté et du bois de Vincennes, que l'on retrouve dans ses dernières et ses plus charmantes compositions.

« Vous me rendrez satisfait au delà de mes désirs, écri-
« vait-il de Nogent à M. de Jullienne, si vous me rendez
« visite, d'ici à dimanche. Je vous montrerai quelques ba-
« gatelles, comme les paysages de Nogent, que vous esti-
« mez assez, par cette raison que j'en fis les pensées en
« présence de Madame de Jullienne. »

Un mois avant sa mort, il engagea Gersaint à lui amener à la campagne Pater, son ancien élève et son compatriote, dont il se reprochait de n'avoir pas cultivé avec assez de sollicitude les heureuses dispositions. « Il me
« pria, écrit Gersaint, de le faire venir à Nogent, pour qu'il
« pût du moins profiter des instructions qu'il était encore
« en état de lui donner. Watteau le fit travailler devant
« lui et lui abandonna les derniers jours de sa vie; Pater
« m'a avoué depuis qu'il devait tout ce qu'il savait à ce peu
« de temps qu'il avait mis à profit. »

Ce court séjour de Watteau à Nogent est marqué par un redoublement de verve et une recrudescence d'activité caractéristiques. C'est à Nogent que le malade, irrité contre la

(1) Cette maison, où demeura plus tard l'abbé de Pomponne, a été dessinée et gravée, en 1740, par M. de Francueil. Un jeune artiste d'avenir, M. Paul Fournier, fils du spirituel et savant écrivain, a bien voulu reproduire pour nous, en *fac-simile*, cette rarissime eau-forte d'amateur. La maison de M. Lefèvre, sensiblement modifiée depuis lors, appartient maintenant à M. Sébastien Archdeacon. Le goût des arts et les grandes traditions semblent héréditaires dans cette belle demeure, où Watteau trouverait encore aujourd'hui un Mécène.

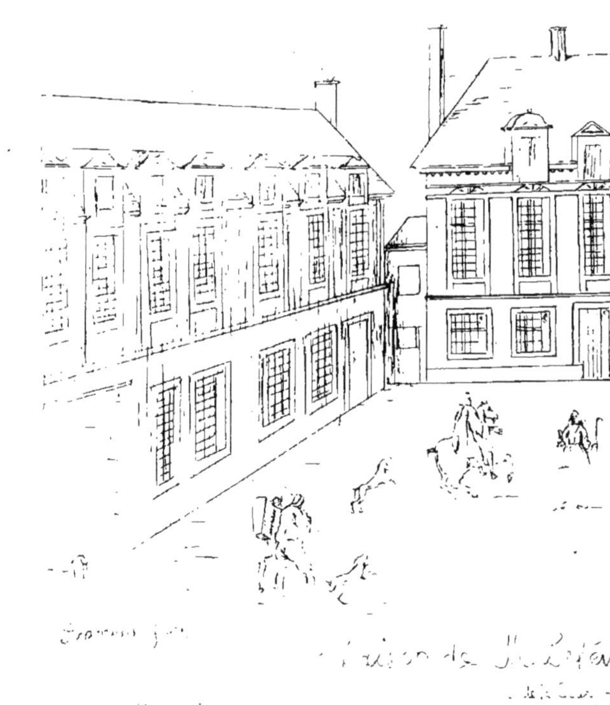

...t mort Watteau. — [illegible]

... d'une rare eau-forte gravée par D. [illegible] en 17[illegible]

Faculté impuissante, continua cette série de pièces satiriques contre les médecins, commencée en Angleterre. C'est à Nogent encore, qu'il esquissa cette jolie *Vue du village de Vincennes*, que Boucher a finement gravée. C'est à Nogent enfin, qu'il peignit l'un de ses meilleurs tableaux que M. Hédouin admira dans la collection de M. Saint et qu'il décrit en ces termes : « *Un Concert dans une campagne*. Dix-neuf personnages diversement groupés animent cette charmante composition. C'est une des œuvres les plus remarquables du maître, pour le dessin, la grâce, la couleur, la finesse et le choix des accessoires. La tradition nous apprend que ce tableau a été peint à Nogent-sur-Marne et que, sous le costume de Gilles, Watteau reproduisit les traits du curé du village. M. Mennechet l'a acheté 4,900 francs. »

Sans en avoir de preuve positive, nous pouvons supposer aussi, selon toute vraisemblance, que Nogent vit éclore la *Fête de village*, cet autre excellent tableau « qui demeura inachevé, à l'état d'ébauche très soignée, » probablement parce que le peintre n'eut pas le temps d'y mettre la dernière main, et qui semble le corollaire, sinon le pendant du précédent : « Un grand nombre de personnages, une table servie, des Turcs, un Arlequin, des hommes et des femmes en costumes très riches. Le menuet, dansé par Gilles et Colombine. Vers la gauche, une calèche attelée de quatre chevaux blancs, et un cavalier suivi de son chien. »

Ces deux sujets, ainsi qu'*une douzaine* d'autres Watteau des meilleurs et des plus importants, avaient été recueillis par M. Saint, le célèbre miniaturiste, qui sauva tant de chefs-d'œuvre des maîtres du dix-huitième siècle, sous l'Empire et sous la Restauration.

M. Carrier avait trouvé cette *Fête de village*, sur le trottoir, à l'étalage d'un marchand de bric-à-brac ambulant, et l'avait achetée DIX FRANCS, pour l'offrir à son professeur. A la vente Saint, en 1846, elle fut adjugée pour 1,140 fr. à un brocanteur qui l'emporta bien vite en Angleterre où il la revendit immédiatement 12,000 francs. Peu après, M. Thomas Baring, le riche banquier, possesseur d'une des plus belles galeries de Londres, la paya mille guinées (26,000 fr.), et il en trouverait aisément 2,000 livres sterlings, s'il n'était pas de ceux qui achètent des tableaux parce qu'ils les aiment, et qui, par conséquent, les gardent à tout prix.

Pour constater l'origine nogentaise de cette peinture, il faudrait comparer la figure du Gilles qui danse le menuet avec celle du même personnage dans le *Concert*, et reconnaître s'ils ont été exécutés d'après le même modèle.

Cette anecdote du curé de Nogent, travesti en Pierrot par le peintre qui était bientôt devenu son ami, a été partout répétée. Quelques biographes, prétendant excuser Watteau, ajoutent qu'il s'en confessa et obtint, avant de mourir, l'absolution de cette espièglerie. Etait-il donc besoin de sacrement pour cela ? M. de Caylus nous apprend « qu'il avait des habits galants et quelques-uns de comiques dont il revêtait les personnes, selon qu'il en trouvait qui voulaient bien se tenir. » Le bon abbé qui, après tout, était de son temps et n'y entendait pas malice, ne fut-il pas de ceux-là, et ne se fit-il pas volontairement complice de la mascarade ?

Quoi qu'il en soit, c'est pour lui que Watteau peignit sa dernière toile, un *Christ en croix*, que l'on chercherait vainement aujourd'hui dans notre église, où M. de Caylus le vit encore en 1748 (1). Il avait mis toute son

(1) « Si ce morceau, dit-il, n'a pas la noblesse et l'élégance qu'un tel « sujet exige, il a du moins l'expression de douleur et de souffrance « qu'éprouvait le malade qui le peignait. » Nous avons retrouvé dans le Catalogue de la vente d'un sieur Marchand, en 1779, un *Christ en*

âme dans cette peinture qui doit lui faire pardonner l'exclamation si connue que lui arracha, à l'article de la mort, la vue du crucifix grossier que le prêtre approchait de ses lèvres : « Otez ceci de devant mes yeux, cela fait pitié ; « est-il possible que l'on ait si mal accommodé mon « maître ! »

Watteau mourut en chrétien. Jamais une œuvre immorale ou même équivoque ne souilla son pinceau. Par suite d'une erreur regrettable, quelques esprits prévenus voudraient lui faire partager la responsabilité des peccadilles pittoresques des Boucher, des Lancret, des Fragonard et autres contemporains de Madame de Pompadour ou de la Dubarry, qui assaisonnaient volontiers d'une pointe de licence leurs spirituels badinages. Ce singulier motif d'opposition a même trouvé des interprètes convaincus, lorsqu'il s'est agi de relever la tombe de Watteau à l'intérieur ou aux environs de l'église. Répétons-le donc, pour éteindre des scrupules qui seraient peut-être respectables s'ils n'étaient absolument sans fondement : Watteau appartient au siècle de Louis XIV plutôt qu'au règne de Louis XV ; il mourut avec la Régence, six ans seulement après le *Grand Roi* ; son œuvre n'offre pas un seul sujet licencieux : on y trouverait, en revanche, plusieurs tableaux de sainteté (1). Quant à ses mœurs, « il avait le cœur droit, « dit son historien le comte de Caylus, et n'était emporté « par aucune passion ; aucun vice ne le dominait, et il n'a

croix environné d'anges, toile de Watteau de 46 pouces sur 35, qui fut adjugé au prix minime de 130 liv. Faut-il reconnaître ici le Christ de Nogent, vendu sans doute après la mort du curé, son premier possesseur ? Nous le supposerions d'autant plus volontiers, qu'aucun autre *Christ en croix* n'a jamais été signalé dans l'œuvre de Watteau.

(1) Nous citerons entre autres : — une *Sainte-Famille* qui passa du cabinet de M. de Jullienne dans celui du comte de Bruhl, et qui se trouve aujourd'hui au musée de l'Ermitage. — Une scène de la légende de Tobie. — Un *Moine pénitent*. — Le *Christ de Nogent*, etc.

« jamais fait aucun ouvrage obscène. Il poussa même la « délicatesse jusqu'à désirer, quelques jours avant sa mort, « de ravoir quelques tableaux, qu'il ne croyait pas assez « éloignés de ce genre, pour les brûler; ce qu'il fit. »

Watteau ne laissait aucune fortune (1). M. de Jullienne, l'abbé Haranger, M. Hennin et Gersaint, auxquels il léguait ses portefeuilles, le firent enterrer dans l'église de Nogent, et lui élevèrent un modeste tombeau, dont aucune description, aucune image n'est malheureusement parvenue jusqu'à nous. L'abbé Fraguier lui consacra une belle et touchante épitaphe, dont nous transcrivons ici quelques strophes, ne fût-ce que pour opposer ce témoignage contemporain d'un prêtre et d'un ami aux imputations étranges dont nous venons de parler.

Si l'aimable vertu pour ton cœur eut des charmes,
Si de l'art du pinceau tu sentis les attraits,
Du célèbre Watteau considère les traits
Et les honore de tes larmes.

Heureux, en s'écartant du sentier ordinaire,
Sous des groupes nouveaux il fit voir les Amours,
Et nous représenta les Nymphes de nos jours
Aussi charmantes qu'à Cythère.

Sous les habits galants du siècle où nous vivons,
Sitôt qu'il nous traçait quelques danses nouvelles,
Les Grâces, à l'envi, de leurs mains immortelles
Venaient conduire ses crayons.

(1) Etant à Nogent, déjà *condamné*, et pourtant caressant encore l'espoir de revoir Valenciennes, il fit vendre tout ce qu'il possédait à Paris. Sa fortune ainsi liquidée se monta en tout à neuf mille livres, que ses amis, après sa mort, envoyèrent à sa famille. Il est curieux de rapprocher cette somme, plus que modeste, du prix fabuleux qu'atteignent aujourd'hui ses moindres tableaux.

Quelque nom qu'il s'acquît par ses rares talents,
Ce nom, par ses vertus, fut encor plus illustre.
A peine à la moitié de son huitième lustre,
La mort vint terminer ses ans.

Mais que sert de former d'inutiles regrets?
Il vit dans ses amis, il vit dans ses ouvrages;
De ma vive amitié ces vers seront les gages :
Je les lui consacre à jamais.

II

L'ŒUVRE

S'il est vrai que chaque poëte, chaque artiste porte en son âme une divinité qui l'inspire, la muse de Watteau ne serait pas la *Beauté Idéale*, la Vénus antique, dont la majestueuse nudité impose à nos sens une admiration pleine de respect, cette beauté suprême et absolue que la Grèce adorait dans ses temples, et qu'un ciseau divin réalisa en marbre de Paros. Ce ne serait pas non plus cette beauté, déjà plus humaine, qui resplendit sous les pudiques draperies des Vierges de Raphaël, et qui rend presque chastes les Vénus du Titien et du Corrége. La muse de Watteau, c'est la femme telle que nous l'aimons, avec ses adorables perfections et ses imperfections plus adorables encore ; la femme avec toutes ses séductions, avec toutes ses coquetteries, avec son rayonnement de regards et de sourires, avec les savantes indiscrétions de sa parure, ses éloquentes réticences, ses « doulx nenny » et ses piquantes résistances ; la fille d'Eve, à laquelle les fils d'Adam sacrifieront éternellement tous les Edens !

Les voyez-vous glisser sous les allées ombreuses, les belles amoureuses au bras de leurs galants?... Voici le

Cinthio avec la Cydalise, Mezzetin et Colombine, qu'un rayon indiscret de la lune vient de révéler au regard jaloux d'Arlequin. Entendez-vous les frémissements irritants des longues mantes de soie, et les doux murmures de voix sous les cieux constellés d'étoiles ?

Les voyez-vous encore, les Silvias, les Isabelles, mollement étendues sur les pelouses vertes, les yeux alanguis, le corsage ému, écoutant les récits d'un nouveau *décameron* ou les tendres harmonies des luths et des guitares ?

O fantaisie, ô rêves enchantés ! Champs-Elysées peuplés d'ombres vivantes, éternelle jeunesse, éternel printemps, capricieuses amours ! Quel magicien puissant, quel dieu favorable vous donnera la seule qualité qui vous manque, l'existence, la réalité ? Et vous, poëtes aimés, premières et folles victimes des mirages que votre imagination enfante, pourquoi révéler à nos yeux les splendeurs enivrantes de ces paradis, dont les portes, hélas ! ne s'entr'ouvriront jamais ?

Pourquoi promenez-vous ces spectres de lumière
Devant le rideau noir de nos nuits sans sommeil;
Puisqu'il faut qu'ici-bas tout songe ait son réveil;
Et puisque le désir se sent cloué sur terre
Comme un aigle blessé, qui meurt dans la poussière
L'aile ouverte, et les yeux fixés sur le soleil?

. . . .

Mais notre sujet nous emporte et nous égare. Il ne nous appartient pas d'affronter les hauteurs de l'esthétique. Abandonnons au plus vite ces cimes périlleuses et le poëte sublime dont les vers se sont rencontrés sous notre plume, pour reprendre, plus près de terre, l'allure modeste qui nous convient.

L'œuvre de Watteau est multiple et varié, un travail

soutenu et facile ayant suppléé à la trop courte durée de sa vie. Sans parler de ses premiers essais à Valenciennes, dans l'officine du pont Notre-Dame et dans les coulisses de l'Opéra, nous le voyons reproduire déjà, sous l'influence de Gillot, son premier maître, les types populaires des bouffons italiens. Nous le retrouvons ensuite au Luxembourg, où il médite Rubens (1) et étudie les perspectives largement ombragées de ce beau jardin, tout en exécutant, sous la direction d'Audran, cette belle série de compositions décoratives ou industrielles, que de nombreuses estampes nous ont heureusement conservées. Lambris, plafonds, dessus de porte, panneaux de chaises à porteurs, écrans, éventails, tablettes de clavecins, partout étincelle la verve originale de son vif et charmant esprit.

Il nous suffira de citer, dans ce genre : *les Singeries*, dont le cabinet de Chantilly conserve de si précieux spécimens; les peintures décoratives exécutées à l'hôtel de Crozat et chez M. de Chauvelin; les panneaux des *Éléments*, des *Saisons*, des *Comédiens italiens*; *le Dénicheur de moineaux*; les curieuses *chinoiseries* gravées par Huquier; la belle caisse de clavecin décorée d'arabesques sur fond d'or, où sautille tout un menuet, peinte pour le prince de Conty, et que les amateurs ont pu longtemps admirer dans le salon de M. Saint, qui l'avait payée 1,500 francs; enfin la précieuse série de *gravures de mode*, où l'on reconnaît, sous les costumes du temps, avec leurs airs vainqueurs et leurs attitudes provoquantes, les petits-maîtres et les grandes coquettes qui devaient plus tard animer ses tableaux.

Mais bientôt, en dépit d'Audran, qui trouvait son

(1) Rubens et Véronèse étaient ses maîtres de prédilection, et l'on retrouve, harmonieusement fondus dans sa couleur si personnelle, les tons chauds du premier et les frais glacis du second. De l'or de Rubens, allié à l'argent de Véronèse, est composé le vermeil de Watteau.

profit à le maintenir dans cette zone secondaire, son génie s'affirme, brise les entraves qui le gênaient, prend un libre et puissant essor qui l'élève rapidement au rang des maîtres, et marque sa place au sein même de l'Académie. Il s'essaye et prélude par une suite de *sujets militaires* et de *scènes champêtres* dans le goût flamand, empreints déjà d'un cachet d'harmonie et d'élégance tout personnel.

A cette période correspondent : *le Départ* et *la Halte de troupes*, dont la curieuse histoire nous a été contée tout au long par Gersaint (1). — *Les Délassements* et *les Fatigues de la guerre*, qui parent aujourd'hui le musée impérial de l'Ermitage à Saint-Pétersbourg. — *Le Pillage* et *la Revanche des paysans*. — *Le Camp volant*. — *Le Retour de guinguette*. — *L'Abreuvoir*. — *La Bonne Aventure*, charmant petit tableau qui justifia bien son titre, à l'égard de l'un de ses derniers acquéreurs, M. Malinet, qui l'acheta 25 francs, en 1845, dans une vente borgne aux environs de

(1) « Watteau, qui ne voulait pas passer sa vie à travailler pour au- « trui, hasarda un tableau de génie qui représente un *Départ de* « *troupes*, et le montra au sieur Audran qui fut effrayé du mérite « qu'il avait reconnu dans ce tableau; mais la crainte de perdre un « sujet qui lui était utile fit qu'il lui conseilla de ne point perdre son « temps à ces sortes de pièces libres et de fantaisie. Watteau n'en fut « point la dupe... Le désir de revoir Valenciennes et ses parents le « détermina complétement...; mais l'argent lui manquait, et son tableau « demeurait son unique ressource... Il eut recours au sieur Spoude, « peintre, son compatriote et son ami particulier. M. Spoude montra « ce tableau à mon beau-père, le prix était fixé à soixante livres, et le « marché fut conclu sur-le-champ. Watteau vint recevoir son argent; « il partit gaiement pour Valenciennes, comme cet ancien sage de la « Grèce; c'était là toute sa fortune et sûrement il ne s'était jamais vu « si riche... Mon beau-père fut si satisfait de ce tableau, qu'il le pria « instamment de lui en faire le pendant, qu'il lui envoya effectivement « de Valenciennes. C'est le second morceau que le sieur Cochin a « gravé : il représente une *Halte d'armée;* le tout en était d'après « nature. Il en demanda deux cents livres qui lui furent données. Ces « deux tableaux ont toujours passé pour deux des plus belles choses « qui soient sorties de sa main. »

Paris, et le revendit de suite 1,500, — *L'Accordée de village*, — *La Mariée de village*, etc.

Malgré le succès de vogue qu'obtinrent ces diverses compositions, on peut dire que Watteau n'avait pas encore trouvé sa voie. Il n'était certes pas de ceux qui, avec Boucher et les sectateurs du bleu à outrance, déclaraient la Nature *fausse* et *mal éclairée*, mais son instinct, contrairement à celui de nos *réalistes* modernes, l'entraînait invinciblement vers les élégances. Aux champs cultivés, où palpite sans trêve la lutte de l'homme contre la terre avare, il préférera les parcs fleuris, égayés de statues et de fontaines de marbre; aux paysans hâlés, les fringants gentilshommes; et aux costumes un peu ternes de la réalité, les brillantes invraisemblances des mimes italiens, qui semblent avoir taillé en plein arc-en-ciel leurs habits bariolés.

Scaramouche, tout noir des pieds à la tête; Pierrot, tout blanc de la tête aux pieds; le seigneur Pantalon, couleur de feu sous la sombre simarre; Arlequin, diapré comme une palette; Mezzetin, *burrelé* d'incarnat et d'argent; Lélio, le beau Léandre, chatoyants, mordorés, le manteau pendant à l'épaule, l'aigrette frémissant au bonnet, étourdissants de verve et de désinvolture; et les femmes, si finement cambrées dans ces coquets négligés de la Régence, fortifications perfides, propres à favoriser tout ce qu'elles paraissent défendre : quelle mine inépuisable d'oppositions harmonieuses, de séduisants assemblages !

Watteau appartient désormais tout entier à ce monde de fantaisie, bien vivant toutefois, sous un vrai soleil, que tamise une feuillée « dans laquelle on sent frissonner l'air. » Ce sont eux, toujours eux, qu'il va nous peindre en cent groupes divers : jeunes hommes et jeunes femmes, tous beaux, pleins de sève, amoureux du plaisir, émaillés comme les fleurs, gazouillant comme les oiseaux, insoucieux, et chantant, du matin au soir, voire même du soir au matin, l'hymne fou de la vie heureuse. Et chaque tableau sera comme un couplet de cette chanson joyeuse, sans cesse variée sous un même refrain.

Est-il besoin de rappeler ces perles que nous ne verrons jamais, pour la plupart, dispersées qu'elles sont aujourd'hui dans tous les musées et toutes les collections de l'Europe, mais que de nombreuses estampes, burinées avec amour par les Tardieu, les Cochin, les Laurent Cars, les Surugue, les Thomassin, les Aveline, les Baron, les Scottin, les Audran, en un mot tous les plus excellents graveurs du dix-huitième siècle, ont depuis longtemps popularisées (1) ?

(1) Watteau partage avec Rubens, dont il procède, le précieux privilége d'avoir été admirablement compris et merveilleusement rendu par ses graveurs. Ces belles estampes, la plupart de la grandeur de l'original, non-seulement reproduisent la physionomie générale de la composition, dont nulle finesse, nulle délicatesse ne leur échappent, mais elles donnent même, avec une singulière franchise, le sentiment du coloris indéfinissable de cette palette enchantée.

Ces nuances rêvées, ces reflets argentés qui se jouent parmi les tons roses ou bleus légèrement glacés de vert, cette gamme harmonieuse et complète des jaunes, cette couleur *aérienne,* qui désignent impérieusement, au premier coup d'œil, une œuvre du maître, entre un Pater et un Lancret; toutes ces coquetteries de lumière, que l'on pourrait appeler *le prisme de Watteau,* semblent avoir coulé du pinceau du peintre dans le burin du graveur. On ne peut pas dire certainement qu'une estampe de Cochin ou de Tardieu, par exemple, puisse tenir lieu de la peinture qu'elle représente, mais on peut affirmer, du moins, qu'elle en réveille si bien le souvenir, que le tableau réapparaît dans toute sa splendeur aux yeux de celui qui a pu l'admirer.

— Ajoutons, au sujet de la dispersion des originaux, que l'excellent ouvrage de M. Dussieux, *les Artistes français à l'étranger,* signale cinquante et quelques tableaux de Watteau répartis entre vingt-cinq musées ou galeries particulières hors de France. En Angleterre seulement, il indique seize collections renfermant plus de vingt-cinq tableaux. Le livre de M. Waagen sur *les Trésors de l'art dans la Grande-Bretagne,* nous en fait connaître dix-sept autres dans dix collections différentes. C'est donc, en somme, plus de soixante-sept *Watteau* reconnus à l'étranger (dont quarante-deux dans la seule Angleterre), sans parler de ceux probablement fort nombreux qui s'y trouvent encore *à l'état latent.*

— *L'Indifférent* et *la Finette*, deux délicieux pendants, qui ont appartenu à Madame de Pompadour, et qui font doucement « chanter dans la mémoire » la naïve épigramme de Clément Marot :

Catin veut épouser Martin;
C'est fait en très fine femelle.
Martin ne veut pas de Catin;
Je le trouve aussi fin comme elle.

Nous avons vu ces deux petits chefs-d'œuvre à l'exposition du boulevard des Italiens, en 1860. Ils appartiennent aujourd'hui à M. Lacaze.

— *L'Occupation selon l'âge*, gravé par Dupuis, provenant du cabinet de M. Hallé et acheté par M. Blondel de Gagny, 3,000 liv.

— *L'Accord parfait*, si bien gravé par Baron.

— *La Partie carrée*. — *Les Jaloux*. — *Les Champs Elysées*, œuvre capitale gravée par Audran; achetée par M. Blondel de Gagny, à la vente de M. de Jullienne, en 1767, 6,505 liv., et revendue en 1783, 8,000 liv. dans la vente de M. Blondel d'Azincourt.

— *Le Rendez-vous de Chasse* et *les Amusements champêtres*. Tableaux célèbres qui illustrèrent la magnifique galerie de M. le duc de Morny. Ces deux grandes compositions, de quatre pieds sur six environ, ont été gravées, la première par Aubert, la seconde par Audran. Possédées originairement par M. Racine du Jonquoy et M. de Vandreuil, elles figurent, en 1791, sur le catalogue de l'expert Lebrun, qui les avait payées 4,800 liv; mais alors Watteau était complétement démodé, elles ne montèrent pas au delà de 2,400. A la vente du cardinal Fesch, M. Horsin d'Eon les acheta hardiment 5,000 écus romains (environ 30,000 fr.) et les revendit plus tard 50,000 fr. à M. de Morny. Celui-ci les sépara de nouveau : vers 1852, il cédait le plus beau, *les Amusements champêtres*, à lord Hertford, au prix de 45,000 fr. Ce tableau figura à la grande exposition des trésors d'art, à Manchester, où il obtint un succès retentissant. Lord Hertford en refusa alors 2 à 3,000 guinées. Le *Rendez-vous de chasse* resta, jusqu'à la mort de M. de Morny, dans son musée de l'hôtel de la présidence. A cette vente fameuse que tout Paris a suivie avec un si vif intérêt, il fut adjugé au prix relativement peu élevé de 31,000 fr. au marquis d'Hertford, naturellement, tandis que l'*Amour paisible* et la *Famille*, petits sujets du même maître, montaient à 15,000 et 7,500 francs.

Mais le plus curieux de ces enchères, c'est qu'une *reproduction*, par Pater, des *Plaisirs du bal* (gravés par Scottin), dont l'original très authentique se trouve dans la galerie de *Dulwich College* près de Londres, atteignit le prix *maximum* de 37,000 fr. (toujours pour le marquis d'Hertford). Cette copie est assez bien réussie, du reste, pour excuser les experts qui l'acceptèrent comme une répétition de la main même de Watteau : « La tradition de ce tableau est pourtant décisive, dit M. W. Bürger, sur l'autorité duquel nous nous appuyons; il a passé à la vente Grammont, en 1775, comme *Pater*, 1,500 liv.; à la vente Blondel de Gagny, comme *Pater d'après Watteau*, 2,000 liv.; à la vente Landgroff, en 1784, *d'après Watteau*, 3,700 liv. » Ajoutons qu'un autre Watteau sous le même titre et avec la même indication de graveur, est signalé par M. Dussieux, dans le cabinet du comte Rastapchine, à Saint-Pétersbourg.

— *L'Heureuse Chute*, — *Le grand Gilles*. Nous rapprochons avec intention ces deux tableaux, bien que fort différents comme sujets et comme dimensions, parce qu'ils se trouvent réunis dans la collection déjà citée de M. Lacaze à Paris.

Le *Gilles*, — assez ignoré jusque-là, — lorsqu'il parut à une exposition particulière dans l'ancien hôtel du cardinal Fesch, et plus tard, en 1860, au boulevard des Italiens, révolutionna le public et la critique, étonnés que l'on eût osé peindre avec cette hardiesse un Pierrot de grandeur naturelle, et qu'il fût possible de tirer un effet aussi magistral de ce personnage monochrôme (1).

Le regrettable M. Hédouin, dont le fils a gravé en petit cette figure pour la *Gazette des Beaux-Arts*, raconte ainsi la curieuse histoire de ce singulier tableau : « Il appartenait, il y a quarante ans (l'auteur écrit en 1845), à M. Meunier, marchand de tableaux, qui l'a gardé pendant plusieurs années, sans pouvoir parvenir à le placer. Pour attirer les yeux et flatter les chalands, il avait écrit au crayon blanc sur le fond de la toile, ces deux vers d'une chanson jadis très populaire :

Que Pierrot serait content
S'il avait l'art de vous plaire !

« Enfin, M. Denon, directeur des musées sous l'Empire, l'acheta 150 fr. A sa vente (en 1826), M. Brunet, son neveu, le paya 600 fr., et consentit à le céder à M. de Cypierre pour 1,200 fr. M. Lacaze l'a payé un prix très élevé. »

C'est, paraît-il, le tableau favori de cet amateur distingué, dont la galerie est aujourd'hui illustre. Il raffole de son *grand Gilles*. « Il voit, dit M. Horsin d'Eon, cette figure s'animer, et telle que la statue du Commandeur, parcourir son salon, puis reprendre sa place au milieu des gais compagnons qui l'entourent. »

(1) C'est une explosion de blanc en pleine lumière. Cuir, laine, soie, batiste, feutre, chaque matière, chaque tissu s'éclaire, se plisse, s'ombre, miroite à sa façon, et le modelé ressort ferme et puissant de ces mille nuances d'une même couleur.

— *Les Comédiens français*, grav. p. Liotard. — *Les Comédiens italiens*, grav. p. Baron. — *L'Amour à la Comédie Française* (effet de jour), et *L'Amour à la Comédie Italienne* (effet de nuit), deux véritables diamants, que Cochin a gravés, et qui brillent, hélas! au musée de Berlin.

— *Le Départ des Comédiens Italiens en* 1697, curieuse pièce épisodique. On sait que les anciens comédiens italiens, appelés en France par Mazarin, furent chassés par une simple ordonnance de police, en 1697, sur l'annonce d'un parodie intitulée *la Fausse prude*, qui avait inquiété la coterie de Madame de Maintenon. Ils n'obtinrent que sous la Régence la levée de cet interdit arbitraire.

— *Les Fêtes vénitiennes*, grav. p. L. Cars, achetées à la vente de M. de Jullienne (1767) 2,615 liv., et 3,000 liv., dix ans plus tard, à la vente de Randon de Boisset. Serait-ce ce même ravissant tableau qui figure sous le même titre et la même attribution dans le Catalogue de Cl.-Jos. Clos, en 1812, avec le prix dérisoire de 399 francs? — *La Sérénade italienne*, grav. p. Scottin, un des tableaux les plus connus de Watteau, qui le peignit pour Titon du Tillet. M. de Jullienne l'acheta 1,051 liv. à la vente de ce célèbre amateur. Randon de Boisset le paya ensuite 2,615 liv. Il figure sur son Catalogue, en 1777, pour 2,600 liv.; l'année suivante, sur celui de Madame de Cossé, pour 2,100. Acquis par M. Payer, il tombe enfin à 1,200 liv., en 1795.

— *Les Agréments de l'Eté*, grav. p. Joulin. — *Les Bosquets de Bacchus*, grav. p. Cochin. — *La Collation*. — *La Perspective*. — *La Cascade* — *L'Ile enchantée*. — *Les Charmes de la vie* : miracles, chefs-d'œuvre adorables que nous ne pouvons que citer en courant, ainsi que ce joyau décrit par M. Hédouin, qui l'avait découvert modestement enchâssé dans la collection d'un amateur de Saint-Omer : — *Une Orgie d'officiers*, petite toile en largeur de 20 centimètres sur 26. « Une des œuvres les plus char-

« mantes, les plus capitales, les mieux conservées du maî-« tre. Je ne saurais, avec ma pauvre plume, ajoute M. Hé-« douin, donner un idée exacte de l'effet que m'a produit « ce tableau. J'étais enchanté, possédé par cette ivresse, à « la fois chaste et brûlante, que l'imagination ressent à la « vue des merveilles de l'art. »

Nous avons gardé, comme on dit, *pour la bonne bouche*, le ravissant petit tableau intitulé *Les Deux Cousines*, mesurant seulement 29 centimètres sur 35, et qui a atteint, en 1857, à la vente Théodore Patureau, le prix modeste de 55,000 francs.

Watteau est exclusivement réservé désormais à Nosseigneurs les millionnaires, puisque, aujourd'hui, un panneau d'un pied carré, sur lequel resplendit ce nom magique, se paye plus cher que ne coûterait le parc même qu'il représente. Inclinons-nous et applaudissons sans arrière-pensée. Aucune manifestation, aucun monument, y compris celui que nous venons d'élever, aura-t-il jamais, pour la glorification de l'artiste, l'éloquence de ces chiffres d'or!

Sur cet ensemble, dont nous venons de marquer les grandes divisions, se détachent exceptionnellement quelques compositions d'un genre différent : sujets tirés de l'Ecriture ou de la Fable, scènes d'intérieur, et même un tableau d'histoire contemporaine : *Louis XIV donnant le cordon bleu à Mgr le duc de Bourgogne au berceau*. Nous ignorons ce qu'est devenu l'original ; nous n'en connaissons que la gravure par Larmessin. Cette composition ne nous séduit pas. Il n'y faudrait pas chercher, d'ailleurs, des portraits historiques authentiques, car ce tableau, commandé pour une suite de tapisseries qui devaient être exécutées aux Gobelins, a été composé d'après d'autres dessins et longtemps après l'événement.

A ce propos, n'oublions pas les quelques portraits d'amis, peints par Watteau avec un talent qui fait vivement regretter leur très petit nombre : le sien d'abord, qu'il répéta plusieurs fois, isolé ou groupé comme dans ce joli tableau où il s'est représenté dans un jardin, peignant, à côté de M. de Jullienne qui joue de la basse (1). — Cet autre grand portrait de M. DE JULLIENNE, de la collection Duclos, qui a figuré à l'exposition du boulevard, ainsi que celui de MADAME DE JULLIENNE en Nymphe de la Seine, à mi-corps, « appuyée d'une main sur son urne penchante » et livrant à l'admiration du public des épaules, des bras et un torse dignes en effet d'une déesse. Cette belle peinture appartenait alors à M. Barroilhet. — Le séduisant portrait de MADAME DE VERMENTON (nièce de M. de Jullienne) en costume de chasse, gravé par Audran et désigné quelquefois, par erreur, sous le titre de *portrait d'une princesse de Conti*. — LE CHEVALIER DE LAROQUE, éditeur du *Mercure de France*. Cette toile fut adjugée pour 1,700 fr., en 1850, à la vente du général Despinoy. — Et enfin le portrait de REBEL, le célèbre musicien, directeur de l'Opéra.

Le nombre des études et dessins de ce maître est immense ; il n'est pas de portefeuille d'amateur qui n'en renferme quelques pièces ; mais ici le Louvre, mieux partagé, peut nous offrir une collection sans rivale.

Watteau avait sans cesse le crayon à la main. Chaque fois que l'occasion s'en présentait, il saisissait au vol et jetait sur le papier un geste, un air de tête, une attitude ;

(1) M. Burat possède, de ce tableau, une semi-répétition où M. de Jullienne se trouve seul et dans la même attitude. C'est très certainement un Watteau, bien que quelques amateurs n'y veuillent voir qu'une copie par Lancret : nous n'en voulons pour témoins que la couleur inimitable, les différences de disposition et les similitudes de détail. — Qu'est devenu le beau pastel de la *Rosalba*, qui représentait Watteau dans les derniers temps de sa vie, et qui eût été si précieux pour M. Auvray ? Il passa, en 1770, à la vente Lalive de Jully, où il fut donné pour 113 liv., et il moisit peut-être aujourd'hui, dans quelque grenier de province.

et ces vivants croquis, à la sanguine rehaussés de blanc, lui servaient ensuite, en guise de notes, pour composer ses tableaux, dont il n'esquissait, ni ne posait jamais d'avance, un ensemble arrêté. Les fonds de paysage préparés, il ouvrait ses albums, et y cherchait les figures dont il formait ses groupes. De là vient que ses compositions sentent si peu l'atelier; et que ses personnages rencontrent si souvent ces lignes heureuses, ces élégances inattendues, ces grâces fugitives de mouvement et ces nonchalances abandonnées, que le *modèle* ne saurait suggérer. De là vient aussi, et c'est l'un des côtés faibles du procédé, que, dans ses tableaux, les mêmes intentions, les mêmes profils se retrouvent assez fréquemment répétés.

Mais cette excursion, quelque rapide qu'elle soit, à travers l'œuvre le plus séduisant, peut-être, qu'un peintre ait jamais produit, nous a entraîné un peu loin de notre monument. Hâtons-nous donc d'y revenir, et reprenons le cours de notre narration.

III

LE MONUMENT

Le tombeau de Watteau disparut pendant la Révolution. Un décret de la Convention ordonna de fouiller le sol des églises, pour en extraire les cercueils de plomb, qui furent fondus et transformés en projectiles de guerre, dont la République avait bon besoin. L'église de Nogent subit le sort commun; les pierres tumulaires furent brisées ou dispersées, et les ossements, réunis pêle-mêle, furent enfouis sans cérémonie dans le cimetière qui entourait le vieil édifice. Depuis, une génération tout entière avait passé, et le souvenir du *peintre des fêtes galantes* allait s'affaiblissant dans la mémoire de tous.

Ce ne sera pas un des moindres mérites de notre temps que le soin pieux avec lequel il s'attache à ressusciter les grandes figures du passé. Partout les hommes célèbres revivent, en bronze ou en marbre, sur le sol qui les a vus naître, ou dans les cités qu'ils ont illustrées. La Commune de Nogent, sous l'administration intelligente et libérale du maire érudit qui a écrit son histoire (1), ne pouvait man-

(1) On doit à M. le marquis de Perreuse une excellente *Histoire de Nogent-sur-Marne*, aujourd'hui devenue rare, et qui mériterait bien l'honneur d'une réimpression.

quer de s'associer à ce généreux mouvement. Dès 1852, grâce à l'ardente initiative de M. Louis Auvray, l'un de nos statuaires les plus estimés, enfant, lui-même, de cette noble cité flamande, si féconde en grands artistes, le rétablissement du tombeau de Watteau était décidé en principe ; on devait l'ériger, comme autrefois, dans l'intérieur de l'église. Les autorisations administratives et ecclésiastiques furent obtenues ; le Conseil de Fabrique vota la somme nécessaire pour la décoration d'une chapelle, et 1,200 francs environ furent dépensés en travaux préparatoires. Alors, malgré l'assentiment non équivoque de M. le curé Meynet, malgré l'approbation expresse de Mgr l'archevêque de Paris, malgré les antécédents remontant à une époque où l'on ne se piquait guère de tolérance, alors surgit la singulière difficulté dont nous avons parlé plus haut. On trouva *scandaleux* le projet d'élever, dans une église, le tombeau d'un artiste *licencieux*. Le titre de *peintre des fêtes galantes*, mal compris et encore plus mal interprété, effaroucha la pudeur ombrageuse de quelques personnes, qui aimèrent mieux condamner Watteau les yeux fermés, que de feuilleter son œuvre, qui les eût de suite édifiées sur la valeur de cette accusation. On rencontrait sans émoi, à Saint-Nicolas du Chardonnet, le mausolée de Lebrun ; on s'agenouillait sans scrupule, à Notre-Dame des Victoires, — une église privilégiée et miraculeuse, — à côté du buste du florentin Lully, l'un des fondateurs de l'Opéra, d'ailleurs homme de mœurs plus que suspectes ; et l'on se soulevait à l'idée de revoir, dans l'église de Nogent, la tombe du pauvre Watteau, dont la vie régulière, la fin chrétienne, sont attestées par des témoignages irrécusables, et dont tout le crime consistait à avoir représenté, avec une grâce exquise, de petits personnages en habits de théâtre, devisant, dansant ou concertant parmi les fleurs.

Où irions-nous, bon Dieu ! et que deviendraient la

saine critique, la véritable et mâle honnêteté, si de telles considérations, à l'usage des pensionnats de jeunes demoiselles, devaient prévaloir dans nos arts et dans nos mœurs!

Cette objection spécieuse n'en arrêta pas moins tout net le projet de monument, qui alla dormir, jusqu'à nouvel ordre, parmi les dossiers *classés* dans les cartons. Quant au buste, déjà exécuté par M. Auvray, exilé du temple, il trouvait un asile des plus honorables dans un palais, et prenait place au Louvre, au milieu des dessins de Watteau.

C'était échouer au port, et de moins robustes courages se seraient déclarés vaincus. M. Auvray et M. de Perreuse ne se rebutèrent pas; ils attendirent. Cependant la Commune saisissait une occasion indirecte de rendre hommage à la mémoire de Watteau, en donnant son nom à l'une des rues nouvelles, ouvertes sur les terrains détachés du bois de Vincennes (1).

Après quelques années de léthargie, qui auraient pu faire croire à son enterrement définitif, le projet, ressuscité par le patronage déclaré d'une auguste princesse, qui s'honore

(1) Cette nouvelle rue ou avenue Watteau, traverse précisément l'emplacement où s'élevait jadis le célèbre château de Beauté-sur-Marne, dont les ruines disparurent au dix-septième siècle. Le roi Charles V le Sage y mourut le 16 septembre 1380. Charles VII l'octroya plus tard à Agnès Sorel, sa maîtresse, qui en prit le titre de *Dame de Beauté*, et y donna le jour à deux filles de France. Ce sont là, incontestablement, les souvenirs historiques les plus précieux du nouveau Nogent. M. Jules Cousin, bibliothécaire à l'Arsenal, et l'un de nos plus zélés collaborateurs dans l'affaire du monument Watteau, les a consignés dans une belle inscription commémorative, érigée à l'entrée de son jardin, sur le lieu même où s'élevait la grosse tour du château. Il a retrouvé, et soigneusement recueilli, les débris d'un carrelage émaillé, décoré de rosaces, de fleurs de lis et d'inscriptions françaises fort curieuses, en caractères du quatorzième siècle, qu'il se propose d'offrir au musée de Cluny. (NOTE DU MARQUIS DE PERREUSE.)

d'être en même temps une éminente artiste, sortit tout à coup des cryptes administratives, et s'agita, plus vivace que jamais, bien qu'un peu entamé par son premier échec. Ce n'était plus dans l'intérieur de l'église, mais en dehors, sur la petite place qui précède le porche, que l'on proposait de relever le tombeau de Watteau. Cette place n'est autre que cet ancien cimetière où la dépouille mortelle du peintre avait été enfouie, avec tous les ossements exhumés à l'époque de la Révolution. Le mausolée devait s'élever ainsi sur le sol même où reposèrent, où reposent peut-être encore, les restes profanés de Watteau. Malgré une légère opposition, écho affaibli de celle qui s'était précédemment manifestée, le Conseil municipal adopta, à la presque unanimité, les conclusions du rapport qui lui fut présenté dans ce sens, et dont nous reproduisons le passage suivant, pour répondre aux objections des personnes, bienveillantes d'ailleurs, qui demandaient l'érection du monument sur la grande place du pays :

« Il n'appartient pas à Nogent d'élever à Watteau, au centre d'une place, un monument fastueux. Valenciennes seule aurait ce droit; une ville peut ériger à ses illustres enfants, sur ses places publiques, de glorieuses statues et les montrer fièrement aux étrangers, ainsi que la mère des Gracques, en leur disant : « Voilà mes joyaux ! » Mais ce qui serait noble orgueil de la part de la cité mère, paraîtrait vanité ridicule de la part de celle qui a seulement offert l'hospitalité au grand homme, et qui n'a eu, en somme, que le douloureux privilége de recevoir son dernier soupir. Nogent peut et doit honorer la mémoire de Watteau; mais Nogent ne peut ni ne doit se faire honneur de Watteau. Chacun comprendra sans peine cette nuance délicate qu'il importe d'observer.

« Aussi, faut-il avant tout laisser au monument son caractère funéraire, et l'ériger, autant que possible, sur le lieu même où reposent les cendres de l'artiste regretté. C'est donc sur l'emplacement de l'ancien cimetière paroissial, devenu aujourd'hui le parvis de l'église, que le monument doit être restitué.

« Le lieu du reste ne saurait être mieux choisi : cette petite place calme, en vue de la grande rue, protégée par une grille et ombragée de grands arbres, recevrait une charmante décoration de cet élégant mausolée moralement en harmonie avec le portique du temple qui abrite encore quelques tombes modestes ; et le touriste qu'attire de loin la flèche de pierre de notre église, contemporaine de saint Louis, donnerait peut-être une prière au mort, en même temps qu'il emporterait le souvenir du pieux hommage rendu à l'artiste. »

L'emplacement et le projet arrêtés, une Commission fut nommée, séance tenante, pour suivre l'exécution, surveiller la partie matérielle des travaux, décider les questions de détail et organiser enfin l'inauguration. Cette Commission fut composée de

MM. le marquis de PERREUSE, maire, *Président*.
FATIN, premier adjoint.
EMM. VITRY, deuxième adjoint.
DUVELLEROY, }
MAREILLE, } Conseillers municipaux.
PONTIER, }
EDM. VITRY, }
LOUIS AUVRAY, statuaire, auteur du projet.
JULES COUSIN, sous-bibliothécaire à l'Arsenal, *Secrétaire-rapporteur*.

Elle entra en fonction le jeudi 27 avril 1865. Il n'y avait guère plus de douze ans que M. Auvray poursuivait la réalisation de sa généreuse pensée.

L'entreprise marcha dès lors rapidement ; les listes de

souscription furent bientôt remplies. L'Etat donnant, pour sa part, le buste en marbre commandé à M. Auvray, deux mille francs environ suffisaient pour les frais accessoires de terrassement et maçonnerie, achat et pose de la grille, gravure des inscriptions, sculpture et mise en place du piédestal; M. Auvray, qui s'était chargé de ce dernier travail, ne voulant accepter que le remboursement de ses avances aux praticiens et manœuvres.

On espéra d'abord pouvoir inaugurer le 18 juillet, jour anniversaire de la mort de Watteau; des retards inévitables firent reporter la cérémonie à l'anniversaire de sa naissance, le 9 ou le 10 octobre. Les mesures furent prises, en conséquence, pour que l'inauguration eût lieu le dimanche suivant, qui se trouva tomber le 15. La Commission tenait à ce que cette solennité fût accompagnée de toute la pompe convenable; une messe en musique devait être chantée; de nombreuses invitations avaient été adressées à Paris aux sommités artistiques et littéraires; les autorités municipales, la garde nationale, devaient figurer dans le cortége, et il fallait que les habitants de la commune pussent prendre part à la fête, sans être détournés de leurs travaux. Il était donc nécessaire de choisir un dimanche; les nombreux Parisiens, attirés dans nos parages par les charmes du bois de Vincennes et de la Marne, ne pouvaient manquer ainsi d'ajouter à l'éclat et à l'animation de cette brillante réunion. Tout fut prêt pour le jour indiqué, et il ne nous reste plus qu'à donner le procès-verbal de la cérémonie. Mais avant de passer à cette conclusion de notre travail, qu'il nous soit permis de joindre notre voix, au concert unanime d'éloges qui a salué l'œuvre très remarquable de M. Auvray.

L'idée générale est fort simple : Sur un piédestal, richement décoré de consoles, de guirlandes et d'attributs dans le style du temps, repose un buste en marbre blanc, un peu plus grand que nature, modelé et fouillé avec un soin, un *fini*, un *velouté*, qui témoigneraient seuls de l'affection presque filiale du sculpteur pour son modèle. La tête est légèrement inclinée sur l'épaule droite; la figure, empreinte de ce sentiment de mélancolie que l'on retrouve dans tous les portraits de Watteau, est à la fois illuminée d'intelligence et voilée de langueur; dans cet œil qui va s'éteindre, semble briller encore le vague reflet d'une féerie un instant entrevue.

La gravure qui accompagne cette notice nous dispense d'entrer dans les détails arides d'une description (1). Chacun remarquera certainement, avec quelle habileté l'artiste a su éviter l'écueil ordinaire des monuments de ce genre : la sécheresse du piédestal, et la disproportion entre la partie principale, qui est le buste, et la partie accessoire, nécessairement plus massive. M. Auvray a voulu assumer, seul, la double responsabilité du statuaire et de l'architecte; sa composition y gagne un caractère d'unité saisissant. L'ensemble *pyramide* avec grâce, et le regard, séduit tout d'abord par le mouvement, par le relief accentué de l'architecture, par l'élégante opulence des ornements, s'élève suivant une pente irrésistible accidentée de ressauts vigoureux et colorés, jusqu'à la figure, point capital qui le captive, l'arrête, et reste la note dominante de cette harmonieuse symphonie. Le piédestal, charmant en lui-même, n'ôte rien à la valeur du buste et n'en distrait pas l'attention; il l'élève, l'éclaire pour ainsi dire et se fond avec lui dans un rare et parfait accord.

(1) Un artiste aimé du public, et dont les lecteurs de la *Gazette des Beaux-Arts* connaissent depuis longtemps le burin intelligent et délicat, a illustré notre publication de cette jolie eau-forte, qui en rehausse singulièrement le prix. Nous remercions cordialement M. Léon Gaucherel qui a voulu apporter ainsi son offrande à notre souscription, et déposer sa couronne d'immortelles sur la tombe honorée de Watteau.

Sur les trois faces principales de ce piédestal, ont été gravées les inscriptions suivantes, qui résument les faits que nous venons de développer :

A LA MÉMOIRE
D'ANTOINE WATTEAU.
MEMBRE DE L'ACADÉMIE ROYALE DE PEINTURE
NÉ A VALENCIENNES EN 1684
MORT A NOGENT-SUR-MARNE
LE 18 JUILLET 1721

—

LA COMMUNE DE NOGENT
VOULANT HONORER LE SOUVENIR D'UN HÔTE ILLUSTRE
ET CONSACRER A JAMAIS LE LIEU DE SA SÉPULTURE
A PIEUSEMENT RÉTABLI CETTE TOMBE
ÉLEVÉE JADIS DANS L'ÉGLISE PAROISSIALE
PAR LES AMIS DU GRAND ARTISTE

—

CE MONUMENT
ÉRIGÉ PAR SOUSCRIPTION
AVEC LE CONCOURS DE L'ÉTAT
SOUS LE PATRONAGE DU CONSEIL MUNICIPAL
ET EXÉCUTÉ PAR M. L. AUVRAY, STATUAIRE
A ÉTÉ INAUGURÉ LE 15 OCTOBRE 1865
M. LE Mis DE PERREUSE ÉTANT MAIRE
MM. FATIN ET VITRY ADJOINTS.

La quatrième face du piédestal recevra une table de bronze, sur laquelle seront gravés les noms de tous les souscripteurs.

IV

L'INAUGURATION

Le dimanche 15 octobre 1865, à dix heures et demie du matin, une foule sympathique d'invités parisiens et de notabilités du pays, se pressait dans la salle de la mairie, où M. le marquis de Perreuse, assisté des membres du Conseil municipal et des commissaires nommés pour présider à la cérémonie, accueillait gracieusement ses hôtes, parmi lesquels on remarquait MM :

Paul Lacroix (*Bibliophile Jacob*); — Hippolyte Lucas (*Siècle*); — Ph. Burty (*Presse*); — Paul Mantz, W. Burger (*Gazette des Beaux-Arts*); — Th. Delamarre (*Patrie*); Xavier Aubriet (*Moniteur*); — Francis Aubert (*Pays*); — — Anatole de Montaiglon (des comités historiques); — Jules Tournier, archiviste de l'assistance publique; — — Paul Chéron, Th. Arnauldet, de la Bibliothèque impériale; — Ernest Fillonneau (*Monde illustré*); — H. de Bornier, P. Malitourne, L. Cordiez, F. Ravaisson, de la Bibliothèque de l'Arsenal; — J.-B. Chaplin, Jacques Leman, peintres; Jean Duseigneur, Carpeaux, statuaires; — Colonel Martinez, du 4e de ligne; — Lieutenant-colonel Daix; — Fandreton, major, et Roger Desgenettes, commandant du 50e bataillon de la garde nationale; — Dupain, chef de section à la préfecture de la Seine; — Castegnier, compositeur; — Ed. Douay (*Revue artistique*); — le docteur Liébaut; — Ch. Lucas; — Eugène Flamant, architecte-inspecteur de la ville de Paris; — Aubert, maire de Vincennes; — Baschat, maire de Fontenay; — Vitry, adjoint de Montreuil; — Fournier, président, Meunier, vice-président, et Félix Savard secrétaire de la Société libre des Beaux-Arts; — Louis Lacour; — Edouard Fournier; — Edmond et Jules de Goncourt, et autres notabilités de l'administration, de la presse et des arts (1).

M. Arsène Houssaye, inspecteur-général des musées et œuvres d'art des départements, avait été spécialement délégué pour représenter dans cette solennité l'administration des Beaux-Arts.

On ne pouvait faire un meilleur choix. Cette mission revenait de droit à l'écrivain « charmant et charmeur, » qui, l'un des premiers, a su apprécier le mérite méconnu de Watteau; qui a eu le courage de proclamer, il y a vingt-cinq ans, en dépit de préjugés enracinés, ce paradoxe devenu aujourd'hui un axiome : « Watteau est un grand peintre dans l'école française. » Aussi, le chaleureux empressement avec lequel il a été accueilli et acclamé par tous, a dû témoigner à M. Arsène Houssaye que la fête de Watteau était un peu la sienne, que le triomphe du peintre était en même temps le sien.

A onze heures, le cortége, précédé et accompagné par la garde nationale en grande tenue, se rendit à l'église, où quelques parties d'une messe en musique, composée pour la circonstance par M. Castegnier, lauréat du Conserva-

(1) Cette liste, relevée d'après quelques renseignements très insuffisants, est nécessairement fort incomplète. Nous nommons ceux que nous avons vus ou que l'on nous a signalés, bien convaincus, d'ailleurs, que nous devons dire avec Don Gomez : *J'en passe et des meilleurs*.

toire, furent chantées, avec une ampleur et une *maestria* admirables, par mademoiselle Payssart, tandis que M. le curé de Nogent officiait en personne. On a remarqué le caractère large, simple et profondément religieux de cette composition, à laquelle la musique de la garde nationale mêla quelques morceaux choisis et exécutés avec goût.

Après la messe, les assistants se groupèrent sur la petite place de l'église, autour du monument, que couvrait entièrement un voile largement drapé. Une haie de gardes nationaux maintenait la foule, qui s'étageait sur ce terrain en amphithéâtre, débordait de la Grande-rue, et garnissait de ses mille têtes animées et curieuses, toutes les fenêtres, les crêtes des murs, et jusqu'aux lucarnes des toits.

M. le maréchal Vaillant, ministre des Beaux-Arts, qui possède à Nogent une belle propriété qui le fait un peu notre concitoyen, avait voulu assister à la fête, perdu dans la foule, « comme un simple ami de Watteau. » On respecta son incognito, mais chacun lui sut gré d'avoir sanctionné et confirmé, par sa présence, l'hommage rendu au grand artiste. M. Arsène Houssaye, en le remerciant par quelques paroles pleines d'à-propos, et M. le marquis de Perreuse, son vieil ami, en allant le féliciter après la cérémonie, ne furent que les interprètes du sentiment général.

Un roulement de tambour retentit, et le voile tomba aux applaudissements prolongés du public, et aux accords d'une joyeuse fanfare.

A ce moment, et comme s'il eût aussi attendu le signal, le soleil, perçant les nuages qui, depuis le matin, menaçaient de compromettre notre fête, vint couronner d'une radieuse auréole le front du peintre, qui fut l'un de ses fidèles, et restera l'un de ses élus.

Quand l'émotion produite par l'apparition de la belle œuvre de M. Auvray se fut un peu calmée, M. le marquis de Perreuse prononça, d'une voix ferme, les paroles suivantes, qui furent écoutées, et *entendues*, ce qui est plus rare, par tous les assistants.

Messieurs,

« Le 18 juillet 1721, mourait à Nogent le célèbre peintre Watteau, depuis longtemps déjà membre de l'Académie royale de peinture, lié d'intimité avec M. Lefèvre, intendant des Menus-Plaisirs du roi, qui possédait alors la belle maison occupée aujourd'hui par notre collègue M. Sébastien Archdeacon. Il était venu s'établir à Nogent, espérant que le bon air du pays pourrait lui rendre sa santé, minée depuis quelques années, par une maladie de langueur : il n'avait pas encore 38 ans.

« On pouvait espérer que de bons soins et le repos feraient disparaître jusqu'aux dernières traces de ce mal qu'un voyage intempestif à Londres avait augmenté.

« La Providence en avait décidé autrement. A sa mort, les nombreux admirateurs de son talent ne voulurent pas que les restes d'un si grand artiste ne fussent point inhumés convenablement; ils obtinrent la faveur de déposer le cercueil dans les caveaux de l'église, et lui élevèrent un modeste monument dans l'intérieur même du temple. Le temps et les révolutions en ont détruit les derniers vestiges; et, quant au cercueil en plomb, porté à l'Arsenal, ainsi que tous ceux qui, en 1793, se trouvaient dans le même lieu, il a servi à fondre des balles pour les armées de la République.

« Aucune place dans l'ancien cimetière ne paraît avoir été assignée pour le dépôt des ossements qu'il contenait; cependant il y a lieu de supposer qu'ils furent enfouis à l'endroit même que nous avons choisi.

« Ainsi donc, Messieurs, un grand artiste était venu mourir à Nogent : il avait même laissé un de ses tableaux à notre église, comme souvenir de son passage parmi nous, et il ne restait plus rien pour le témoigner aux siècles à venir : monument, tableau, cercueil même, tout avait disparu.

« En 1852, un statuaire, né dans la même ville que Watteau, à Valenciennes, et grand admirateur de son illustre compatriote, conçut la pensée de rétablir ce que le temps et les révolutions avaient fait disparaître. M. Auvray, qui a déjà donné tant de preuves de la distinction de son talent, est venu alors nous trouver : il nous soumit un premier projet, qui consistait à remettre en état la chapelle des fonts baptismaux, dont la restauration était indispensable, en y plaçant un monument nouveau pour remplacer celui qui avait disparu.

« L'abbé Meynet, alors curé de Nogent, adopta l'idée avec ardeur et s'occupa immédiatement de la restauration de sa chapelle.

« Mais avant d'arriver à l'exécution complète du projet, il fallait obtenir le consentement de l'archevêque et remplir toutes les formalités administratives.

« Après s'être fait renseigner sur la fin chrétienne de Watteau, Monseigneur Sibour donna son assentiment au projet ; l'administration supérieure, munie de toutes les pièces qui s'y rapportaient, approuvait également. Il ne s'agissait plus que d'obtenir du Ministre d'Etat les marbres dont on avait besoin.

« Mais alors, quelques scrupules se manifestèrent; la réputation très mal fondée de Watteau, comme peintre licencieux, souleva des objections qui furent accueillies au ministère; et pendant plusieurs années nous ne pouvions nous expliquer les retards apportés à nos sollicitations.

« Il y avait lieu d'être découragé, mais M. Auvray avait la volonté d'atteindre son but. Il prit en considération ces scrupules de conscience, et vint nous proposer un second projet, qui reportait le monument en dehors de l'église, de manière à ne plus permettre aucune discussion sérieuse sur le nouvel emplacement. Nous acceptâmes avec empressement cette nouvelle proposition, et c'est ainsi, qu'après bien des traverses, nous sommes arrivés à vous présenter, Messieurs, ce projet complétement exécuté.

« Il eût été difficile de trouver des subventions en dehors de souscriptions particulières. S. A. I. la princesse Mathilde, qui aime les arts et les cultive avec un si grand succès, avait usé de son influence auprès du ministère ; et grâce à son intervention, M. Auvray avait reçu la commande du buste du peintre.

« Une souscription fut ouverte ; le Conseil municipal,

tant par les dons individuels de ses membres que par ses votes, fournissait une large part dans la dépense. Nogent presque tout entier répondait à l'appel qu'on lui faisait : à Valenciennes, à Bordeaux, à Paris, à Arras on accueillait favorablement les demandes qui étaient adressées par M. Auvray aux amis des arts. Bientôt nous pûmes démontrer à l'autorité supérieure que nous étions en mesure d'exécuter les travaux. Son autorisation ne pouvait plus, dès lors, être retardée; aussitôt qu'elle nous est parvenue, nous nous sommes mis à l'œuvre.

« Vous jugerez, Messieurs, si nous avons bien agi; nous aimons à le penser. Dans cette circonstance, nous n'avons point été le promoteur de l'idée; mais avec la certitude de remplir un devoir, en rappelant, d'une manière durable, un fait historique pour notre commune, nous avons secondé M. Auvray de tout notre pouvoir.

« Je laisse à d'autres, plus compétents, le soin d'apprécier le génie de Watteau et de vous parler de ses œuvres : je ne devais que vous retracer, en quelque sorte, l'histoire de notre monument. Comme premier magistrat de cette Commune, je viens de m'acquitter de cette tâche.

« Vous le savez, Messieurs, nos voisins de l'autre côté de la Marne, ont eu aussi un hôte illustre : Daguerre avait habité Bry pendant quelques années. En souvenir de sa résidence dans cette commune, il a laissé dans l'église une de ces œuvres étonnantes, qui excitent l'admiration du public.

« Nogent, aujourd'hui, pourra aussi présenter à ses nombreux visiteurs un monument dont il a droit de s'enorgueillir; nous le devrons à l'habile ciseau de M. Auvray : Grâce en soit rendue au sculpteur-architecte. »

M. le maire de Nogent fut interrompu, à plusieurs reprises, par d'unanimes applaudissements, qui redoublèrent au moment où il prononça ces mots : « Vous jugerez, Messieurs, si nous avons bien agi, » c'était la meilleure manière de lui répondre qu'il avait bien mérité des arts et de ses concitoyens.

M. Arsène Houssaye prit ensuite la parole et prononça

le discours — nous pourrions dire le *poëme* — suivant, qui captiva au plus haut point la foule attentive.

« Tout a été dit et bien dit sur Watteau. Mais, puisque M. le marquis de Perreuse m'y invite, je vais tenter de dire encore quelques mots :

« Je croyais saluer une statue, et je ne trouve qu'un buste.

« Il y a en France des amateurs qui donnent 25,000 fr. d'une toile de ce peintre charmant et charmeur; il y en a d'autres qui l'admirent dans les Musées ou par les gravures, sans pouvoir payer une de ses œuvres. Ceux-là sont les vrais amis de Watteau, ceux-là ont leur nom inscrit sur ce monument, parce qu'ils ont songé à lui le jour où il a fallu payer le marbre. Les premiers n'ont pensé à Watteau que dans leur orgueil; ils n'ont pas apporté leur obole au souvenir consacré au peintre qui est la joie de leur galerie. Ils sont deux fois absents à cette fête : — il y a des absents qui ont deux fois tort.

« Je sais une fort belle légende sur Jésus mendiant. Jésus descend sur terre; il s'habille en pauvre, il va frapper à la porte d'un riche qui avait dans son palais des Christs en argent et en ivoire, des Nativités et des Mises au tombeau sur fond d'or, en un mot, toutes les merveilles de l'art chrétien.

« Jésus lui demande l'aumône. « Paresseux, lui dit le riche, passe ton chemin. »

« Jésus alla frapper, non loin de là, à la porte d'une pauvre femme qui filait du chanvre pour gagner sa vie; elle ouvrit avec joie; elle alluma des sarments de vigne, et donna à Jésus son pain et son vin.

« Tout à coup elle sentit briller une auréole à son front. — « Pourquoi ce miracle? demanda-t-elle au mendiant. — C'est que tu t'appelles la Charité, » répondit Jésus.

« Pour élever un monument à Watteau, vous avez frappé à toutes les portes; dirai-je que celles qui se sont ouvertes sont surtout celles de la pauvre femme qui file du chanvre?

« C'est l'histoire du monument de Greuze, qui n'a appelé aucun des amateurs. Ceux qui ont des Greuze et des Watteau s'imaginent sans doute que c'est encore le meilleur hommage qui leur soit rendu.

« Je ne salue qu'un buste, mais ce buste est du marbre le plus précieux, non pas seulement parce que nous le devons à Madame la princesse Mathilde, mais parce qu'il est travaillé avec beaucoup de talent. Je le salue au nom de ceux qui aiment profondément Watteau.

« J'aurais dû souscrire le premier, car j'ai le premier demandé, dans l'*Artiste*, qu'une statue fût élevée à Watteau, une statue à Greuze, une statue à Prud'hon. Il y a bien longtemps de cela. L'Institut ne jurait que par l'ombre, — les ombres de David.

« Les artistes, éblouis par les mirages de l'Orient, égarés dans les palais nocturnes du moyen âge, se moquaient des merveilles de Watteau, du haut des Pyramides et de la Tour de Nesle. Les Anglais venaient acheter sous nos yeux une *Fête galante* pour quelques louis. J'osai acheter, un jour, pour moins que rien, un panneau de carrosse où Watteau avait peint les *Miracles du Printemps*. C'était le carrosse de madame de Parabère. On se moqua de moi, hormis Léon Gozlan que je cherche des yeux, car lui aussi fut un ami de Watteau, quand Watteau était démodé. — Le lendemain, j'allai plus loin dans ma folie : j'écrivis, dans la *Revue de Paris*, que Watteau était un grand peintre, — un grand peintre dans l'Ecole française.

« En ce temps-là on donnait encore raison à David, qui avait dit d'une *Fête galante* de Watteau : « Otez-moi ces poupées de devant les yeux ! » comme Louis XIV avait dit des *Buveurs*, de Téniers : « Otez-moi ces magots ! » Louis XIV avait peut-être regardé Téniers, mais David n'avait pas regardé Watteau.

« Watteau est né de Watteau. Le premier tableau qu'il étudia fut une *Troupe de Comédiens errants*, un tableau vivant comme les siens. Sa stalle était pareille à celle de ce curieux que nous voyons là-haut perché sur une lucarne. Avant lui, qui donc avait trouvé ces enchantements et ces féeries ? Qui donc avait le secret de ces romans magiques et de ces décamérons adorables ? Où est le point de départ ? Où est la tradition ?

« Watteau avait-il traversé la comédie de Shakespeare ? les concerts de Giorgione ? le roman de Boccace ? l'opéra de

Lulli et de Quinault ? avait-il donc ouvert les portes d'or des Elysées ? La comédie italienne l'avait-elle initié à toutes les fêtes de Tempé ? les soupers de la Régence au foyer de l'Opéra, quand quelque danseuse vêtue en Hébé lui versait dans la coupe des réveils les perles du vin de Champagne, lui donnaient-ils la force d'escalader l'Olympe un jour de mascarade ?

« Oui, Watteau a créé son monde comme le plus grand peintre. Il s'est embarqué pour l'île des voluptés et il a abordé au rivage en criant : — Terre et ciel ! C'est le monde des chercheurs d'amour, c'est le paradis retrouvé, c'est le pays de l'impossible. Et pourtant cette belle comédie ne se passe pas dans *le bleu;* le soleil la frappe et la caresse de ses plus lumineux rayons. Ces beaux rires sont humains ; ces robes des Indes dessinent le sein sans empêcher le cœur de battre ; ces adorables Célimènes ont appris dans leurs miroirs de Venise l'art de la grâce attractive ; elles savent toutes les poses de masques et restent poétiques ; c'est le poëme de la séduction, mais ce sont toujours des femmes. Jamais on n'a chanté sur un plus doux rhythme la poésie des nonchalances et des ondulations, des grâces et des coquetteries. Toutes ces fraîches imaginations, toutes ces riantes rêveries, tous ces miracles de la palette, toutes ces féeries du pinceau qui sont à la fois les gaietés et les mélancolies des vingt ans, Watteau les a trouvées en lui, parce que là où il y a un peintre, il y a un poëte.

« Watteau est une renommée profondément française. Il est du terroir de Molière. Les jours de désœuvrement, où la couleur se refroidit au bout du pinceau, où le soleil de l'esprit ne peut percer la nuée, Watteau allait rire au *Médecin malgré lui* ou pleurer au *Misanthrope*. Je ne doute pas qu'il n'ait compris la profondeur de Molière. Il y a entre Molière et lui plus d'un trait de famille ; *Alceste* les rassemble par plus d'un sentiment. Tous les deux, le peintre et le poëte, ont créé leur comédie, leur immortelle comédie, sans souci des poétiques consacrées ; ils ont osé être Français quand tout le monde était Grec ou Romain. Et si l'on passe des grands traits de physionomie au caractère plus intime, on remarque que, maladifs tous les deux, ils ont vaillamment raillé les médecins. Le jour de sa mort, Molière jouait *Le Malade imaginaire;* le jour de sa mort, Watteau terminait ce célèbre tableau où il représenta un mourant dans la robe de chambre du *Malade imaginaire*, mettant le pied sur le bord d'un tombeau, au milieu de toute la Faculté en habit de cérémonie.

« Oui, Molière, le philosophe Molière, aurait reconnu Watteau pour un cadet de famille, qui joue souvent à l'Enfant prodigue, mais qui garde sa race en courant les aventures romanesques.

« Ceux qui ne voient pas au fond des choses, disent de Watteau que c'est un peintre d'opéra, que c'est le mensonge dans l'art. Mais Watteau est la vérité dans l'art, comme ses maîtres Rubens et Véronèse. C'est la nature à ses jours de fête, mais ce n'est pas la nature endimanchée.

« Je salue donc Watteau au nom de l'art et au nom de la vérité, et je remercie tous ceux qui ont perpétué son souvenir dans ce beau pays où il a voulu mourir. Je remercie particulièrement le maréchal Vaillant, ministre des Beaux-Arts, d'avoir consacré ce monument par sa présence ; car le maréchal a beau se cacher dans la foule comme un simple ami de Watteau, tout le monde a reconnu cette noble figure qu'on a vue toujours aux fêtes de la gloire, de l'intelligence et de l'art. »

La voix de M. Arsène Houssaye s'éteignait au milieu des acclamations, quand M. Fournier, président de la Société libre des Beaux-Arts, à laquelle appartient M. Auvray, demanda à ajouter quelques mots qu'il improvisa sur-le-champ avec une présence d'esprit et une élégance de forme peu communes :

« Messieurs,

« En écoutant les voix, autorisées à tant de titres, qui viennent de se faire entendre, en les applaudissant avec vous, je n'ai pu me défendre d'un sentiment de crainte à la pensée que je dois parler aussi. Que dire en effet sur Watteau à présent ? Que me reste-t-il à glaner dans le champ si bien parcouru par l'éloquence vraie, imagée et puissante sous le charme de laquelle nous sommes tous encore ? Et pourtant, c'est un devoir pour moi. La Société qui, cette année encore, m'a fait l'honneur de me placer à sa tête, cette Société vouée exclusivement au culte des beaux-arts, ne veut pas que je sois spectateur muet de cette cérémonie qui touche si intimement à sa religion, au but de son institution.

« Cette question de devoir, et la difficulté d'intéresser après les orateurs qui m'ont précédé, atténueront, je l'espère, l'insuffisance de ma parole et justifieront le soin que je vais prendre de vous épargner des redites. Je n'aborderai donc pas l'historique de la vie de Watteau, de ce peintre mort, comme Raphaël et Lesueur, à l'âge où l'espérance a devant soi un vaste horizon, où l'esprit a toute sa finesse, l'imagination toute sa puissance, le corps toute sa vigueur.

« Mais où trouverais-je alors un thème ? Où ? dans la satisfaction, le bonheur qui rayonne sur les traits des collègues qui se pressent devant moi ; dans le désir qu'ils ont de manifester à qui de droit leur vive gratitude. Eh bien ! mes chers collègues, unissons-nous d'intention, confondons nos sentiments et disons :

« A vous, merci, Monsieur le Maire, pour le généreux concours que vous avez prêté à celui des nôtres qui est venu chercher ici la tombe de Watteau. C'est grâce à votre incessante bienveillance que s'est élevé ce monument, modeste et digne à la fois, consacré à perpétuer la mémoire d'un artiste illustre. Nous savons tout ce que vous avez fait, et nous sommes heureux de répéter ces mots que depuis trente-deux ans vous avez dû entendre chaque jour : Merci, Monsieur le Maire !

« A vous aussi, Monsieur l'Inspecteur général des Beaux-Arts, merci pour ce noble langage où l'esprit embellit les pensées les plus simples. Avec quelle justesse, quelle richesse d'expressions vous savez apprécier le talent ! Peut-on exprimer aussi bien la valeur de son estime ? J'en doute. Mieux ? c'est impossible ; et nous nous félicitons d'avance de pouvoir lire dans nos annales cette nouvelle manifestation de votre sentiment des arts, cette preuve incontestable encore de la distinction, de la supériorité qui caractérise tout ce que vous faites.

« A vous aussi, notre cher collègue, Louis Auvray, merci pour votre heureuse initiative que le succès couronne aujourd'hui. Vous montrez une fois de plus ce que peuvent le dévouement à une bonne cause et l'infatigable persévérance ; et c'était justice qu'il vous fût donné, à vous écrivain et statuaire habile, de reproduire par le ciseau les traits de l'artiste, à la mémoire de qui votre plume intéressait les amis des arts. Nous sommes fiers de vous adresser publiquement nos sincères félicitations, de vous témoigner nos profondes sympathies ; et nous serions plus fiers encore, s'il nous était permis de convertir la plus grande part de ces sympathies, en un respectueux hommage à l'auguste princesse dont l'appui vous a été si précieux, qui s'honore de compter par son talent dans le monde des artistes, par ses bienfaits dans le monde qui peut encourager et protéger, comme aussi dans le monde qui pratique la charité.

« Puisse votre exemple fructifier, et faire que nulle part l'indifférence ou l'oubli ne laisse la tombe de l'artiste qui mérite disparaître sous la poussière des temps. »

Un touchant épisode vint clore cette partie de la cérémonie. Un ouvrier ébéniste, héritier du nom illustre de Watteau, voulut remercier à son tour la Commune de Nogent des honneurs rendus à son arrière-grand-oncle. L'émotion sincère qu'il éprouvait se communiqua rapidement à l'auditoire, qui l'écouta avec un intérêt marqué.

Les discours terminés, le cortége se remit en marche dans l'ordre précédemment suivi. M. le maire, après avoir remercié la garde nationale de son actif et précieux concours, se rendit, accompagné de ses adjoints et des représentants du Conseil municipal, au restaurant Bergeron, où la commune de Nogent offrait à ses invités un *lunch* réparateur.

Le vaste salon de cet établissement avait été décoré avec goût, grâce à l'obligeance de M. Voisin, qui avait bien voulu mettre à la disposition des organisateurs du banquet son matériel de fêtes. Des faisceaux de drapeaux couvraient les murs; on remarquait, aux deux places d'honneur, l'écusson impérial et les armoiries particulières de la *ville* de Nogent, improvisées pour la circonstance, et exécutées avec des fleurs par un jardinier héraldiste (1). Au milieu de la salle était dressée une longue table en fer à cheval, élégamment servie, à laquelle prirent place une centaine de convives.

Par suite d'une idée neuve et lumineuse de M. le maire, les meilleures caves de Nogent avaient été mises en réquisition; et chacun s'était empressé d'envoyer quelques bouteilles de ses vins les plus sérieux. Lequel l'emporta dans ce concours général des crûs illustres de Nogent, du *moët* de M. Séb. Archdeacon, ou du *clicquot* de M. Vatin, du *pajarète* de M. Jules Armet, ou du *lunel* de M. Bisson, du *chambertin* de la princesse de Salm, ou du *clos-vougeot* de M. Gingembre, du *saint-estèphe* de M. Brioude, ou du *saint-émilion* de M. Smith ? C'est ce que nous ne nous permettrons pas de décider, le jury délicat auquel fut soumise la question, et qui la pesa mûrement, verres en main, ayant conclu, paraît-il, à un prix d'honneur général.

Il y aurait injustice et ingratitude à ne pas joindre aux noms que nous venons de citer, ceux de MM. Maurice Archdeacon, Lange et Hernsheim, Duvelleroy, Pontier, Edmond Vitry, Aviat, Armet de Lisle, Lebègue et Fatin, dont les bordelais et les bourguignons ont vaillamment soutenu l'honneur de leurs maîtres, et puissamment contribué au succès de la journée. Nous avons remarqué surtout un certain *grave* signé Duvelleroy, qui combattait à nos côtés, où il a accompli des prodiges de valeur.

(1) M. Chenault, jardinier de Madame la princesse de Salm, avait imaginé cette décoration d'un charmant effet. L'écusson portait : *De gueules à un N d'or accosté de deux châteaux d'argent ajourés et maçonnés de sable; soutenu en pointe d'une rivière d'argent et surmonté d'un chef cousu de France ancien.* Ces armes *parlantes* rappellent la position de Nogent-sur-Marne, entre les deux anciens châteaux royaux de Plaisance et de Beauté.

Aussi les *toasts* furent-ils nombreux et chaleureusement acclamés.

Nous avons relevé les principaux, qui furent portés dans l'ordre suivant :

1° Par M. le maire.

« A S. M. L'EMPEREUR !

« Au souverain que la France a choisi. Au génie providentiel, qui s'est voué tout entier au bonheur et à la gloire de la grande nation qu'il gouverne; et qui a su conquérir à notre patrie une position qui excite la respectueuse admiration du monde, et l'orgueil de tous les Français. »

« A S. M. L'IMPÉRATRICE !

« A la digne compagne de Napoléon III, qui unit à toutes les vertus de la femme la touchante bonté, la sublime abnégation d'une sœur de charité; et qui sait apporter, au besoin, dans les conseils du gouvernement, la haute sagesse et la mâle énergie d'une souveraine. »

« AU PRINCE IMPÉRIAL !

« Qui, formé à l'école du génie et de la vertu, continuera pour nos enfants l'œuvre si bien commencée par son auguste père. »

« VIVE L'EMPEREUR ! — VIVE L'IMPÉRATRICE ! — VIVE LE « PRINCE IMPÉRIAL !

(*Acclamations enthousiastes.*)

2° Par M. le maire.

« A S. A. I. MADAME LA PRINCESSE MATHILDE !

« Deux fois princesse : par sa naissance, et par la supériorité de son esprit.

« C'est à son haut patronage que la Commune de Nogent doit d'avoir pu mener à bonne fin l'œuvre du monument de Watteau. Elle a voulu que son nom fût inscrit le premier sur la liste de souscription. Elle protége les arts par son influence, les encourage par son exemple, et les honore par ses talents. Nous lui offrons le tribut de notre reconnaissance et de notre juste admiration ! »

(*Longues et bruyantes acclamations.*)

3° Par M. Arsène Houssaye.

« Il remercie avec effusion la COMMUNE DE NOGENT de l'accueil cordial qu'elle fait à ses invités. S'adressant particulièrement au maire, il lui exprime toute sa gratitude pour les prévenances et les égards empressés dont il a été personnellement l'objet. Il termine en portant la santé de M. Louis Auvray, auteur du monument, et en le félicitant de cette œuvre remarquable. »

(*Applaudissements prolongés.*)

Nous ne donnons que la substance de ce toast, dont nous n'avons pas le texte, et que nous craindrions de déflorer en le restituant de mémoire. M. Arsène Houssaye ajoute, en se rasseyant : *Aux vins de Nogent !* M. le maire lui fait remarquer, en souriant, que ce n'est pas aux vins de Nogent qu'il doit adresser ses compliments, mais aux vins des caves de Nogent, ce qui est bien différent.

4° Par M. le maire.

« A S. E. LE MARÉCHAL VAILLANT, MINISTRE DES BEAUX-ARTS.

« C'est du fond du cœur, Messieurs, et avec une vive émotion, que je porte cette santé. Le maréchal est mon ami particulier. Entré avec lui en 1807 à l'Ecole polytechnique, nous avons contracté dès ce temps-là des relations d'intimité qui n'ont jamais été altérées un instant. Toujours j'ai trouvé en lui, dans la bonne comme dans la mauvaise fortune, le camarade le meilleur et le plus dévoué. En revendiquant, à ces titres, l'honneur de porter ce toast, je suis sûr qu'il sera accepté, avec enthousiasme, par les nombreux amis des arts qui sont réunis dans cette enceinte, et qui savent avec quelle fermeté, quel tact et quelle distinction, le maréchal dirige l'important ministère qui lui est confié. »

(*Applaudissements et acclamations redoublés.*)

5° Par M. Fournier, président de la Société libre des Beaux-Arts, Comité central des Artistes.

« A M. ARSÈNE HOUSSAYE

« Qui vient de montrer une fois de plus ce qu'on peut attendre de son esprit lumineux, de son goût éprouvé et de son profond amour des Beaux-Arts. Personne, certainement, n'avait des droits plus incontestables à représenter dans cette solennité l'illustre maréchal, que la sollicitude de l'empereur a mis à la tête de l'administration des Beaux-Arts. C'est doublement honorer Watteau, que de lui désigner un tel panégyriste. »

(*Applaudissements unanimes.*)

6° Par M. Fatin, premier adjoint.

« Messieurs,

« J'ai l'honneur de porter, au nom du conseil municipal, un toast A NOS HONORABLES INVITÉS; à ces dignes représentants des beaux-arts, de la littérature, de la magistrature et de l'armée, qui ont bien voulu, par leur présence, témoigner de la sympathie que leur inspire cette pieuse solennité, aussi touchante par son but que par les souvenirs qu'elle évoque.

« Je porte un toast spécial aux représentants de la presse, à ces justes appréciateurs de tout ce qui est bien, de tout ce qui est beau, de tout ce qui est noble, à ces hommes érudits, enfin, qui apprendront bientôt à la France entière qu'à Nogent-sur-Marne, le culte des beaux-arts est sacré, et que le souvenir de nos gloires nationales y est vivace, durable et vénéré. »

(*Vive sensation et félicitations générales.*)

M. Fatin porte ensuite un toast particulier :

« A M. JULES COUSIN, bibliothécaire à l'Arsenal, l'un des

promoteurs du projet de monument, secrétaire-rapporteur de la Commission, et qui, en cette qualité, a composé les inscriptions gravées sur le piédestal, et dirigé les publications. »

(*Nombreuses marques de sympathie.*)

7° Par M. Aubert, maire de Vincennes.

« Messieurs,

« Permettez à la commune de Vincennes de porter par l'organe de son maire un toast A LA COMMUNE DE NOGENT, sa voisine. Nogent et Vincennes sont comme de bonnes vieilles connaissances liées par les souvenirs de toute leur vie, et qui ont toujours quelque chose d'amical à se dire lorsqu'elles se rencontrent.

« Et d'abord, je fais mon compliment à la Commune de Nogent, sur ce qui s'est passé aujourd'hui. En rendant un hommage public à la mémoire de l'illustre Watteau, elle nous a donné un exemple qui mérite d'être suivi. C'est une admirable inspiration que celle d'honorer et de glorifier les hommes supérieurs, qui nous appartiennent par leur naissance ou par leur tombeau. La cérémonie à laquelle nous venons d'assister a été imposante et digne de son objet.

« Mais ce n'est pas là tout ce que je veux dire à l'honneur de cette Commune.

« En effet, ceux qui ne l'avaient pas vue depuis quelques années et qui la parcourent aujourd'hui doivent être frappés de l'accroissement qu'elle a pris et des améliorations qui s'y sont opérées.

« Dès à présent l'on peut prédire à coup sûr, que Nogent deviendra dans peu de temps une commune très importante, sans cesser d'être, par sa position naturelle, un séjour de plaisance et une ravissante campagne.

« Mais il faut rendre à César ce qui appartient à César. De pareilles choses ne se sont pas faites toutes seules; elles ne peuvent être que l'œuvre d'une administration intelligente et dévouée. Je crois que je ne serai démenti par personne, si je dis que le principal mérite en revient au maire de Nogent, à M. le marquis de Perreuse, cet homme si éclairé, si capable, si honorable, si clairvoyant malgré la faiblesse de ses yeux.

(*Ici, l'orateur est interrompu par de bruyants applaudissements.*)

« J'étais assuré, Messieurs, en faisant l'éloge de votre maire, de me trouver d'accord avec vos propres sentiments. Du reste, on dit si souvent du mal des maires, que je profite, comme d'une bonne fortune, de l'occasion qui se présente, d'en louer un avec l'assurance de ne pas avoir de contradicteurs. »

Cette spirituelle harangue, saluée par une triple salve d'applaudissements, a valu à l'aimable maire de Vincennes, les plus cordiales félicitations de la part de M. de Perreuse, de M. Fatin et des représentants de la Commune, assis à ses côtés.

8° Par M. Roger Desgenettes, commandant du 50e bataillon de la Garde nationale,

« A L'EMPEREUR, — A L'IMPÉRATRICE, — AU PRINCE IMPÉRIAL. »

Nous regrettons de n'avoir pas le texte de ce toast, fort bien tourné et qui fut chaleureusement accueilli.

« 9° Par M. de Bechenec, l'un des commissaires de la fète.

« A LA GARDE NATIONALE DE NOGENT qui, par son concours empressé, a contribué à assurer l'ordre de cette solennité et à en rehausser l'éclat. »

L'orateur ajoute que, faisant lui-même partie de la garde nationale, il a cru devoir se charger de porter ce toast réclamé par plusieurs convives.

(*Félicitations et témoignages de sympathie.*)

Un grand nombre d'autres toasts dus à l'initiative particulière, furent échangés pendant ce banquet, dont MM. de Bechenec, de Lagarde, de Lapeyrie, Mareille, Ed. Vitry, et Pierre de Lapeyrie, commissaires désignés, firent les honneurs avec une grâce et un tact parfaits.

Ces réunions de personnes qui ne se connaissent pas, et qu'une solennité rassemble, pour quelques instants seulement, autour d'une table banale, restent ordinairement froides et compassées. La nôtre, au contraire, se fit remarquer par une cordialité, une gaieté et un entrain communicatifs. C'est que Nogent, pour fêter ses hôtes, avait tiré tout de son propre fonds, et n'avait voulu rien emprunter aux entrepreneurs ordinaires des repas de corps; ses vins étaient la fleur de ses caves; ses *entrées*, il les avait confiées à son cuisinier le plus renommé, M. Guillet, ancien maître d'hôtel du ministre des Affaires Étrangères. Se voyant traité en ami, chacun répondait de cœur à cette hospitalité franche et de bon aloi. Les Nogentais, de leur côté, heureux d'avoir pu mener à bonne fin leur œuvre intelligente, étaient fiers de se voir appréciés et applaudis par l'élite de cette population parisienne, que l'Europe a depuis longtemps proclamée *la plus spirituelle du monde.*

Vers trois heures, M. Arsène Houssaye et la plupart des invités prirent congé de M. le maire de Nogent; et l'on se sépara avec regret, mais en se félicitant mutuellement de cette belle journée, qui laissera dans toutes les mémoires un bon et durable souvenir.

JOURNAUX ET REVUES

QUI ONT RENDU COMPTE DE L'INAUGURATION DU MONUMENT

—

L'UNIVERS ILLUSTRÉ, 14 octobre, sig. : *Eug. Tragin* (gravure). — Le PETIT JOURNAL, 15 oct., sig. : *Timothée Trimm.* — La PATRIE, 17 oct., sig. : *Th. Delamarre.* — L'AVENIR NATIONAL, 17 oct., sig. : *Félix Favre.* — La GAZETTE DES ÉTRANGERS, 17 oct., sig. : *Ernest Fillonneau.* — La PRESSE, 18 oct., sig. : *Ph. Burty.* — Le PAYS, 18 oct., sig. : *Francis Aubert.* — La LIBERTÉ, 18 oct., sig. : *Henri de Bornier.* — Le MONITEUR, 19 oct. — Le TEMPS, 19 oct. — L'ÉCHO DE LA FRONTIÈRE, 19 oct., sig. : *Félix Favre.* — Le MESSAGER DES THÉATRES, 19 oct. — La CHRONIQUE DES ARTS, 20 oct., sig. : *Ph. Burty.* — Le MONITEUR DES ARTS, 20 oct., sig. : *Ernest Fillonneau.* — Le COURRIER DU NORD, 20 oct. — L'IMPARTIAL DU NORD, 20 oct. — Le MONDE ILLUSTRÉ, 21 oct. (gravure). — L'INTERNATIONAL, 21 oct., sig. : *Hippolyte Lucas.* — Le COURRIER ARTISTIQUE, 22 oct. — Le COURRIER DE L'AISNE, 22 oct., sig. : *Ph. Burty.* — Le CONSTITUTIONNEL, 23 oct. — L'AVANT-SCÈNE, l'ENTR'ACTE, l'ORCHESTRE, des 23, 25 et 26 oct. — Le JOURNAL DE TOUT LE MONDE, 28 oct. — La REVUE ILLUSTRÉE, 29 oct., sig. : *Louis Enault.* — L'ILLUSTRATION, 11 novembre, sig. : *Alf. Darcel* (gravure). — La REVUE ARTISTIQUE, numéro d'octobre, sig. : *Ed. Douay.* — La REVUE UNIVERSELLE DES ARTS, numéro de novembre, sig. : *Paul Lacroix.* — L'ARTISTE. — Le CHARIVARI (caricature n° 354).

ÉTAT

DU CONSEIL MUNICIPAL DE NOGENT

QUI A VOTÉ L'ÉRECTION DU MONUMENT DE WATTEAU

—

MM. le marquis DE PERREUSE, maire.
FATIN, 1er adjoint.
Emmanuel VITRY, 2e adjoint.
ANDRÉ-PONTIER.
Sébastien ARCHDÉACON.
Jules ARMET DE LISLE.
BISSON.
BOULAND.
CABIT.
DUVELLEROY.
GIGNOUX.
GINGEMBRE.
GIROU.
MAREILLE.
PIGNARD-MARTHOD.
RAMEAU.
ROLLAND.
SAUSSAY.
SMITH.
SOUDIEUX.
Edmond VITRY.

LISTE DES SOUSCRIPTEURS

—

S. A. I. la Princesse Mathilde.

La Commune de Nogent.
La Ville de Valenciennes.
La Société d'Agriculture, Sciences et Arts de Valenciennes.
Le Cercle Littéraire et Artistique de Bordeaux.
La Société Artésienne des Amis des Arts.

MM. le baron Achille Seillière.
Sébastien Archdeacon, conseiller municipal.

Mmes la maréchale comtesse Vaillant.
la princesse de Salm-Salm.
MM. le duc de Trévise.
Eugène Schneider, vice-président du Corps législatif.
Albéric Bisson, conseiller municipal.
Smith, id.
Gingembre, id.
Rolland, id.
Vatin, propriétaire à Nogent.
Aviat, id.
Alph. Millaud, directeur du *Petit Journal.*
Beauvais, notaire à Valenciennes.
Carpeaux, statuaire.
Lemaire, membre de l'Institut.

Arsène Houssaye, inspecteur général des Beaux-Arts.
le général de division Daumas.
le baron de Maingoval, ancien député du Nord.
Jules Cousin, sous-bibliothécaire à l'Arsenal.
Anatole Hulot, directeur à la Monnaie.

MM. le marquis de PERREUSE, maire de Nogent.
ANDRÉ-PONTIER, conseiller municipal.
Armet de LISLE, id.
Barthélemy BOULAND, id.
DURENNE, propriétaire à Nogent.
POULET-LANGLET, id.
ROUSSELET, id.
REPOS, id.
BRIOUDE, id.
P.-B. FOURNIER, président de la Société libre des Beaux-Arts.
CRANK, statuaire.
FAYET, membre du Comité central des Artistes.
FOUCARD, avocat à Valenciennes.
FATIN, adjoint au maire.

DUVELLEROY, conseiller municipal.
CABIT, id.
ROGER-DESGENETTES, commandant de la garde nationale.
Mlle SCHLOSSER, de l'Académie impériale de Musique.
MM. EVRARD, propriétaire à Nogent.
ARÉRA, id.
D'AMIENS, id.
MULLER, peintre. id.
BOUCHERY, propriétaire à Nogent.
Maurice ARCHDEACON, id.
BRILLET, id.
de HAYNIN, id.
CHAPLIN, peintre.
Paul LACROIX, conservateur à la Bibliothèque de l'Arsenal.
Anatole de MONTAIGLON, de l'École des Chartes.
Ph. BURTY.
Paul MANTZ.
Edmond et Jules de GONCOURT.
Paul CHÉRON, de la Bibliothèque impériale.
Th. ARNAULDET, id.
CHARPENTIER, propriétaire à Nogent.
LAHOCHE, id.
PREVOST, id.
Mme Hector BISSON, id.
MM. THIERRY, id.
MERCIER, id.

MM. LANGE, propriétaire à Nogent.
F. MASSIGNON, id.
DUBOIS, avocat.
Louis REY, archiviste du Comité central des Artistes.
Henri PARENT, architecte.
DAMASCHINO, avocat, secrétaire du Comité central.
VALLEZ, architecte.
GODIN, sculpteur, membre du Comité central.

MM. Emmanuel VITRY, adjoint au maire.
Edmond VITRY, conseiller municipal.
Alexandre MAREILLE, id.
GIROU, id.
MARTHOD, id.
SOUDIEUX, id.
SAUSSAY, id.
RAMEAU, id.
GIGNOUX, id.
Mme ROGER-DESGENETTES.
MM. Xavier AUBRIET.
Pierre MALITOURNE, de la Bibliothèque de l'Arsenal.
RENOM, propriétaire à Nogent.
LEPAGE, id.
BESSAN, id.
DELCROIX, id.
PENCHAUD, id.
Mmes PETERS-PAGE, id.
Ve GUYOT, id.
MM. MIGEON, id.
LEGRIS, id.
DAGRIN, id.
HERNSHEIM, id.
Mme Ve DUCOS, id.
MM. LEBÈGUE, chef d'institution à Nogent.
PLICHON, propriétaire à Nogent.
LALOUTRE, id.
BOQUET, id.
Mme Ve BAILLY, id.
MM. RANDON, id.
Abel VANDEN, id.
FLAMET, id.

MM. Anquetil, propriétaire à Nogent.
Mayer, id.
Morel, id.
Pannemaker, id.
Mandon, géomètre,
Alph. Pauly, vice-président du Comité central des Artistes.
Dussauce, peintre, id.
Moultat, membre du Comité central.
Eug. Croiseau, id.
Charles Lucas, id.
Castegnier, compositeur, id.
Warot, id. id.
Collier, graveur, id.
Abel Marius, peintre, id.
Nathan.
le docteur Lejeal, de Valenciennes.
Lemaitre, libraire, id.
Cromback, principal du Collége de Valenciennes.
Th. Louïse, professeur au Collége de Valenciennes.
Theiller, avocat à Valenciennes.
Lemaire, rédacteur en chef de l'*Écho de la Frontière*.

N. B. Les souscriptions inférieures à cinq francs ne figurent pas sur cette liste.

Paris.— Typographie de Ch. Meyrueis, rue des Grès, 11. — 1868.

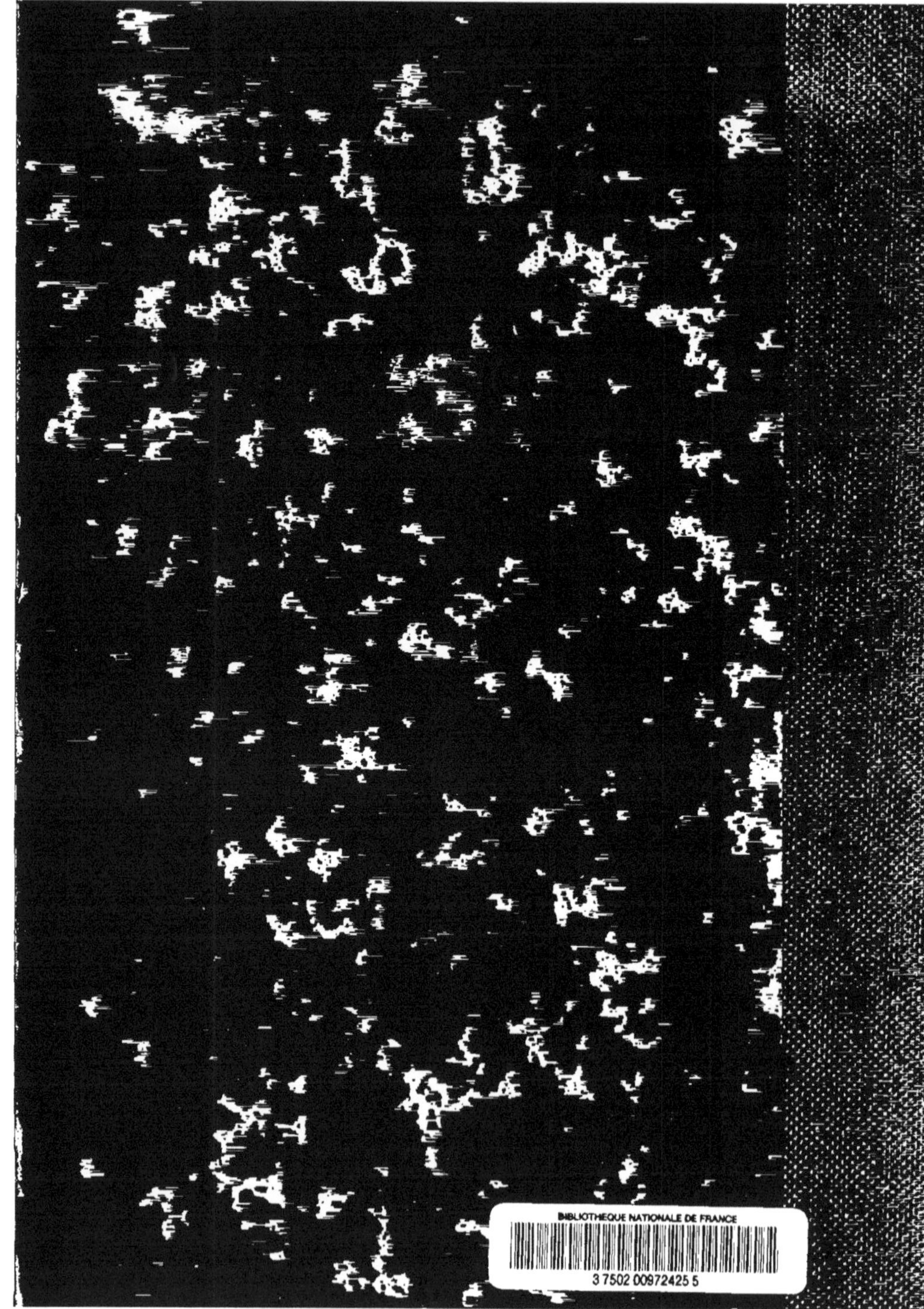